BIBLIOTHÈQUE

DE

THÉRAPEUTIQUE MÉDICALE

ET CHIRURGICALE

PUBLIÉE SOUS LA DIRECTION DE MM.

<table>
<tr><td>DUJARDIN-BEAUMETZ
Membre de l'Académie de Médecine
Médecin de l'Hôpital Cochin
etc.</td><td>O. TERRILLON
Professeur agrégé à la Faculté de
Médecine de Paris
Chirurgien de la Salpêtrière</td></tr>
</table>

PARTIE MÉDICALE

Art de formuler. 1 volume, par DUJARDIN-BEAUMETZ.

Thérapeutique des maladies du cœur et de l'aorte. 1 volume, par E. BARIÉ, médecin de l'hôpital Tenon.

Thérapeutique des maladies des organes respiratoires. 1 volume, par H. BARTH, médecin de l'hôpital Broussais.

Thérapeutique de la tuberculose. 1 volume, par H. BARTH, médecin de l'hôpital Broussais.

Thérapeutique des maladies de l'estomac et de l'intestin. 1 volume, par A. MATHIEU, médecin des hôpitaux.

Thérapeutique des maladies du foie. 1 volume, par L. GALLIARD, médecin des hôpitaux.

Thérapeutique des maladies de la peau. 2 volumes, par G. THIBIERGE, médecin des hôpitaux.

Thérapeutique des maladies du rein. 1 volume, par E. GAUCHER, médecin de l'hôpital Saint-Antoine, agrégé à la Faculté.

Thérapeutique de la diphtérie. 1 volume, par E. GAU-
CHER, médecin de l'hôpital Saint-Antoine, agrégé à la
Faculté.

Thérapeutique du Rhumatisme et de la goutte. 1 volume, par W. OETTINGER, médecin des hôpitaux.

Thérapeutique de la fièvre typhoïde. 1 vol., par P. LE
GENDRE, médecin des hôpitaux.

Thérapeutique des maladies vénériennes. 1 volume,
par F. BALZER, médecin de l'hôpital du Midi.

Thérapeutique du diabète. 1 volume, par L. DREYFUS-
BRISAC, médecin de l'hôpital Tenon.

Thérapeutique des névroses. 1 volume, par P. OULMONT,
médecin de l'hôpital Laënnec.

Thérapeutique infantile. 1 volume, par A. JOSIAS, médecin des hôpitaux.

Prophylaxie des maladies infectieuses. 2 volumes, par
A. CHANTEMESSE, médecin des hôpitaux, agrégé à la Faculté, et M. BESANÇON.

Thérapeutique des maladies infectieuses. 1 volume,
par A. CHANTEMESSE, médecin des hôpitaux, agrégé à
la Faculté, et M. BESANÇON.

Thérapeutique des maladies de l'oreille, du larynx et
du nez. 2 volumes, par LERMOYEZ, médecin des hôpitaux.

PARTIE CHIRURGICALE

Asepsie et Antisepsie chirurgicales. 1 volume, par
O. TERRILLON ET H. CHAPUT, chirurgien des hôpitaux.

Thérapeutique chirurgicale des maladies de la tête.
1 volume, par P. SEBILEAU, agrégé à la Faculté de Paris.

Thérapeutique chirurgicale des maladies du rachis.
1 volume, par P. SEBILEAU, agrégé à la Faculté de Paris.

Thérapeutique oculaire. 1 vol., par F. BAUX, agrégé à
la Faculté, chirurgien de Bicêtre.

Thérapeutique chirurgicale des maladies de la poitrine. 1 volume, par Ch. WALTHER, chirurgien des hôpitaux.

Thérapeutique chirurgicale des maladies de l'estomac et du foie. 1 volume, par H. CHAPUT, chirurgien des hôpitaux.

Thérapeutique chirurgicale de l'intestin et du rectum. 1 volume, par H. CHAPUT, chirurgien des hôpitaux.

Thérapeutique chirurgicale de l'urètre et de la prostate. 1 volume, par J. ALBARRAN, agrégé à la Faculté de Paris.

Thérapeutique chirurgicale de la vessie et du rein 1 volume, par J. ALBARRAN, agrégé à la Faculté de Paris.

Thérapeutique obstétricale. 1 volume, par A. AUVARD, accoucheur des hôpitaux.

Thérapeutique gynécologique. 1 volume, par Ch. PICQUÉ, chirurgien des hôpitaux.

Thérapeutique chirurgicale des maladies articulaires. 1 volume, par Ch. PICQUÉ, chirurgien des hôpitaux.

Thérapeutique des maladies osseuses. 1 volume, par O. TERRILLON et P. THÉRY, chef de clinique chirurgicale.

LA COLLECTION SERA COMPLÈTE EN 34 VOLUMES

Tous les volumes sont publiés dans le format in-18 jésus ; ils sont reliés en peau pleine et comportent chacun de 200 à 400 pages avec figures.

Prix de chaque volume indistinctement : 4 fr.
Ils se vendent tous séparément.

VOLUMES PARUS LE 1er JANVIER 1894 :

H. BARTH : Organes respiratoires.
A. MATHIEU : Estomac et intestins.
L. DREYFUS-BRISAC : Diabète.
P. OULMONT : Névroses.

TERRILLON ET CHAPUT : Asepsie et Antisepsie chirurgicale.
A. AUVARD : Thérapeutique obstétricale.

THÉRAPEUTIQUE

DU

DIABÈTE SUCRÉ

THÉRAPEUTIQUE

DU

DIABÈTE SUCRÉ

Par L. DREYFUS-BRISAC

Médecin de l'hôpital Laënnec

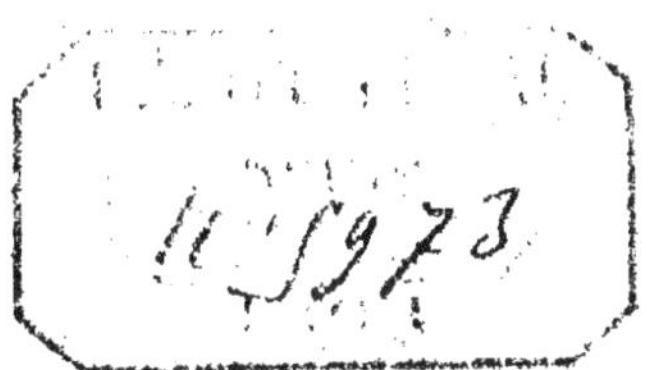

PARIS

OCTAVE DOIN, ÉDITEUR

8, PLACE DE L'ODÉON, 8

1894

PRÉFACE

Fidèle à l'esprit essentiellement pratique de la *Bibliothèque de Thérapeutique*, nous avons résolument écarté dans cet ouvrage les questions de pure doctrine et n'avons fait d'incursions dans le domaine de la théorie qu'autant qu'il le fallait pour légitimer la conception pathogénique qui, suivant nous, domine toute la thérapeutique du diabète sucré.

Cette conception, idée maîtresse de notre travail, peut se résumer en quelques mots. Il faut voir dans le diabète sucré non une *maladie*, mais un *syndrome* qui revêt des physionomies cliniques très dissemblables, suivant les conditions où il se produit. A chacune de ces modalités correspondent des indications thérapeutiques spéciales qu'il importe de préciser pour pouvoir les remplir avec succès.

C'est sur le terrain de l'observation clinique

que nous nous sommes toujours placé pour
exposer d'une manière détaillée, minutieuse
même, les méthodes de traitement, hygiéniques
ou pharmaceutiques, qui ont aujourd'hui conquis droit de cité dans la science, en nous bornant à une critique rapide des médications qui
n'ont point fait leurs preuves.

Ce livre n'est pas une œuvre d'érudition, mais
l'exposé complet et sincère de notre pratique
personnelle.

Novembre 1893.

THÉRAPEUTIQUE

DU

DIABÈTE SUCRÉ

PREMIÈRE PARTIE

Historique de la thérapeutique du diabète sucré. — Considérations générales sur la pathogénie et les formes cliniques de cette maladie.

CHAPITRE PREMIER

Considérations historiques sur la thérapeutique du diabète sucré.

Si nous ne pouvons songer à tracer ici un tableau chronologique de toutes les médications qui ont été préconisées dans le diabète sucré, il n'est pas sans intérêt de mettre en lumière les idées maîtresses qui ont dominé la thérapeutique depuis que l'histoire de cet état morbide est entrée dans une phase vraiment scientifique.

Constatons, tout d'abord, que, dès la première heure, l'accord s'est établi sur un point d'importance capitale, la supériorité du traitement diététique sur la médication pharmaceutique, et que même on s'est bien vite entendu sur les grandes lignes de cette diète alimentaire. En proscrivant dans le diabète les aliments du règne végétal au bénéfice de ceux du règne animal et des graisses, Rollo jetait les bases du régime antidiabétique que Bouchardat devait plus tard formuler dans tous ses détails et compléter par d'autres prescriptions hygiéniques. Ces errements n'ont guère trouvé d'adversaires et la controverse a porté, porte aujourd'hui encore sur des points secondaires, comme la valeur de certains régimes exclusifs, ou l'utilité soit de diverses substances destinées à remplacer les amylacés dans l'alimentation, soit de telles ou telles boissons, lait, alcools, etc.

Autant, dès le début, les assises du traitement hygiénique ont été solides, autant il y a toujours eu, autant il reste d'incertitude en ce qui concerne l'intervention pharmaceutique, et l'on peut dire, sans être taxé d'exagération, que presque toute la matière médicale a été utilisée dans le diabète sucré. Médications soi-disant rationnelles, ou pathogénétiques, fondées sur telle ou telle conception théorique de la maladie, traitements exclusivement symptomatiques ou même purement empiriques ont successivement été préconisés.

La thérapeutique du diabète n'a-t-elle fait aucun progrès depuis un siècle ? On pourrait le croire à première vue en constatant que les médicaments les plus en faveur à l'heure actuelle sont ceux encore que l'on considérait comme de véritables panacées à une époque où l'on ne connaissait ni la glycémie physiologique, ni la fonction glycogénique du foie et où par suite l'on n'avait que les notions les plus vagues ou les plus erronées sur la nature du diabète sucré. Tel l'opium préconisé dès 1776 par Dobson, tels les alcalins déjà recommandés par Willis et dont la popularité a survécu à la chute de certaines théories qui semblaient en justifier l'emploi.

On ne saurait cependant soutenir que la thérapeutique n'ait pas subi le contre-coup des recherches expérimentales et cliniques qui ont élucidé à certains égards l'histoire de cette maladie, ou qui ont fait connaître les propriétés physiologiques de telle ou telle substance médicamenteuse.

Au commencement de ce siècle, comme nous l'avons dit, deux agents pharmaceutiques seuls étaient employés dans le diabète, l'*opium*, à titre de modificateur de la nutrition qu'à un examen même superficiel on voyait troublée dans cet état morbide, et les *alcalins*, en raison de leur influence sur les fonctions digestives dont la perversion constituait pour Rollo et ses successeurs immédiats le point de départ de la glycosurie.

La découverte de la glycémie ne changea rien à ces errements, d'autant que la théorie, aujourd'hui condamnée, de Mialhe sur le défaut d'alcalinité du liquide sanguin dans le diabète ne pouvait que corroborer l'indication de la médication alcaline.

Vinrent les mémorables travaux de Claude Bernard. Bien que ce grand observateur ait eu assez de largeur de vues pour mettre ses contemporains en garde contre toute velléité d'étayer la thérapeutique sur les données fort incomplètes fournies par l'expérimentation, bien qu'il eût explicitement déclaré que dans la pathogénie du diabète sucré on doit faire intervenir non seulement un trouble fonctionnel du foie ou une perturbation nerveuse, mais encore, et surtout, une perversion sans doute complexe des échanges nutritifs, on s'en tint aux résultats bruts de ses expériences sur le rôle du foie et du système nerveux dans la glycogénie pour introduire dans la thérapeutique du diabète, à côté des alcalins, les médicaments nervins, dont plusieurs n'en sont plus sortis comme le bromure de potassium et, plus tard, l'antipyrine.

Pendant que, dans le domaine de la physiologie, les controverses continuaient autour des idées de Claude Bernard, sans élucider d'ailleurs la pathogénie du diabète, l'enquête clinique se poursuivait, celle-ci bien plus féconde.

En montrant combien sont multiples et complexes les troubles nutritifs dans le diabète, elle légitimait l'emploi des modificateurs de la nutrition tels que les alcalins ou que l'arsenic; en faisant ressortir la note adynamique de cette maladie, elle justifiait l'usage des toniques et des stimulants généraux; en nous révélant les accidents causés par l'accumulation du glycose dans les organes ou par la déshydratation des tissus, elle établissait l'utilité des médicaments et surtout des agents hygiéniques propres à activer dans l'économie la combustion du sucre inutilisé; enfin, en mettant en lumière les relations étroites qui existent entre le diabète sucré et un état dyscrasique, l'arthritisme, elle fournissait une donnée pathogénique qui, selon nous, doit guider l'intervention thérapeutique, du moins dans la forme la plus fréquente de cette maladie.

Mais le diabète est-il toujours d'origine arthritique, comme quelques pathologistes le prétendent? Cette théorie simpliste, en contradiction, du reste, avec les faits cliniques, a été ébranlée dans ces derniers temps par la démonstration, fondée à la fois sur l'expérimentation et l'anatomie pathologique, des rapports du diabète avec certaines altérations pancréatiques, démonstration qui induisit divers auteurs trop prompts à généraliser à le mettre toujours sous la dépendance soit d'une lésion, soit d'un trouble fonctionnel de cet organe. Loin d'adopter cette formule également trop absolue, il faut reconnaître que certaines conditions productives de cet état morbide nous échappent encore et que, par suite, tout essai de synthèse serait aujourd'hui prématuré. Pour rester dans le domaine des faits acquis, on doit se borner à constater que plusieurs facteurs entrent en ligne dans la pathogénie du diabète : troubles fonctionnels du foie et du pancréas, perturbation du système nerveux, enfin adultérations, nombreuses et complexes peut-être, des mutations nutritives, dont la plus connue, au point de vue clinique du moins, est la dyscrasie arthritique.

Dès lors se pose sur le terrain de la nosologie la question de savoir si, malgré cette multiplicité d'influences pathogénétiques, on peut continuer à faire du diabète sucré une entité morbide toujours identique à elle-même, avec des variantes qui ne portent que sur son intensité plus ou moins grande et ses allures plus ou moins rapides, ou si, au contraire, on ne doit y voir qu'un syndrome reconnaissant des modes pathogénétiques divers, et, par suite, se produisant sous des modalités très dissemblables : démembrement analogue à celui qui s'est opéré pour d'autres complexus morbides, comme l'ictère ou l'albuminurie.

La première conception est encore généralement admise, mais la seconde semble aujourd'hui gagner du terrain. Elle se recommande surtout des travaux cliniques de Lancereaux et de ses élèves et des recherches de laboratoire suscitées par les célèbres expériences de von Mering et Minkowski. On sait que, dans cet ordre d'idées, M. Lancereaux admet l'existence de trois types distincts de diabète, dénommés, d'après leur origine, diabètes constitutionnel, nerveux, pancréatique.

La thérapeutique ne saurait se désintéresser de ce débat; car la théorie de Lancereaux a pour corollaire forcé cette donnée qu'à côté de la médication dirigée contre le syndrome diabète sucré envisagé en lui-même il faut faire une place au traitement pathogénique qui s'adresse à la maladie primordiale dont ce syndrome est l'expression clinique.

Aussi, avant d'entrer dans le cœur de notre sujet, devons-nous rechercher si et dans quelle mesure l'expérimentation et la clinique peuvent nous donner la solution de ce problème de pathogénie et de nosologie qui domine toute la thérapeutique du diabète sucré.

CHAPITRE II

Données expérimentales relatives à la pathogénie du diabète sucré.

L'expérimentation a démontré que le foie et le système nerveux d'une part, le pancréas de l'autre, interviennent dans la glycogénie. Nous ne ferons que rappeler ici très succinctement les données expérimentales, connues de tous, qui ont trait au rôle du foie et du système nerveux, pour insister davantage sur les expériences relatives aux théories pancréatiques du diabète sucré, qui, elles, offrent un caractère incontestable d'actualité.

I. **Rôle du foie et du système nerveux dans la glycogénie.** — Lorsque Claude Bernard eut établi ce fait capital que le foie constitue le foyer, sinon unique, du moins de beaucoup le plus important de la glycogénie, on se crut en possession d'une théorie pathogénique du diabète sucré, fondée sur ces expériences ; aujourd'hui encore, maints pathologistes admettent que l'accumulation du sucre dans l'économie, et par suite la glycosurie, sont toujours imputables à la suractivité fonctionnelle du foie, à une névrose hépatique.

Les recherches de Claude Bernard sur la glycosurie d'origine nerveuse n'infirment pas cette conception. En effet, si la piqûre du plancher du quatrième ventricule en un point déterminé, ou soit l'excitation du bout central du pneumogastrique, soit l'extirpation du ganglion cervical inférieur amènent le passage du sucre dans les urines, c'est par l'intermédiaire d'un processus de vaso-dilatation qui produit l'hyperémie du foie et, par suite, l'exaltation de son activité fonctionnelle.

Enfin on a pu invoquer en faveur de la théorie hépatique du diabète l'existence chez beaucoup de diabétiques de lésions diverses du foie, et notamment d'une hyperémie chronique de cet organe. Mais d'abord il est à remarquer qu'elles sont loin d'être constantes ; en outre, comment expliquer, dans cette conception, que la glycosurie s'observe si rarement au cours des congestions hépatiques, ce processus d'observation journalière en pathologie, et aussi que le diabète sucré continue le plus souvent à évoluer alors que le foie est très altéré et, par conséquent, profondément atteint dans son fonctionnement ?

Quant aux expériences relatives à la glycosurie transitoire produite par le passage dans le sang de diverses substances, chloral, chloroforme, morphine, strychnine, etc., elles n'élucident en aucune façon la pathogénie du diabète sucré ; car rien ne démontre que le passage du sucre dans les urines soit dû dans ces cas à une perturbation de la fonction hépatique ; il pourrait tout aussi bien être imputé à un ralentissement dans la glycolyse, comme l'admet Mering pour la glycosurie phlorhydzique. D'ailleurs ces mellituries toxiques doivent être rapprochées, non du diabète proprement dit, mais des glycosuries transitoires qui surviennent au cours de certaines maladies infectieuses, telles que le choléra, la grippe, l'impaludisme.

CHAPITRE III

Données cliniques relatives à la pathogénie et aux formes du diabète sucré.

A défaut de données expérimentales précises et concluantes, c'est surtout sur le terrain de la clinique que l'on doit aujourd'hui poser le débat entre les deux conceptions que nous avons déjà signalées, dont l'une conserve au diabète sucré son unité nosologique, et l'autre le démembre pour y admettre l'existence de plusieurs variétés qui se différencieraient au point de vue pathogénique et clinique. La solution de ce problème peut, doit être demandée à la fois à l'anatomie pathologique, à l'étiologie et à la séméiologie.

I. Données anatomo-pathologiques. — On a trouvé à l'autopsie des diabétiques les lésions les plus dissemblables, portant notamment sur le foie, le système nerveux central, le pancréas. Comme, dans beaucoup de cas, il est impossible de savoir si elles sont primitives ou au contraire consécutives à l'hyperglycémie, les faits de ce genre prêtent bien souvent à controverse.

Il en est ainsi, par exemple, des lésions hépatiques. Fréquemment, on trouve le foie à peu près indemne ; l'état congestif sur lequel Lecorché a particulièrement insisté est loin d'être constant. Quant aux lésions de sclérose, qui se présentent d'ailleurs sous des types anatomiques très divers, depuis la cirrhose périveineuse vulgaire jusqu'à la cirrhose pigmentaire d'Hanot et Chauffard, elles ne sont probablement que l'aboutissant d'un processus congestif chronique.

Il est à remarquer, comme plusieurs auteurs l'ont observé, que parfois la glycosurie disparait lorsque des lésions scléreuses diffuses, étouffant l'appareil glandulaire, compromettent le jeu du foie et par suite enraient sa fonction glycogénique.

Nous n'insisterons pas sur les lésions si diverses du myélencéphale, traumatiques ou autres, que l'on a rencontrées chez les diabétiques ; leur variabilité comme siège et comme nature prouve que ces constatations ne peuvent servir à édifier une théorie pathogénique du diabète.

Quant aux lésions pancréatiques, elles se présentent sous deux aspects : atrophie simple ou primitive, avec dégénérescence graisseuse de l'épithélium, et atrophie secondaire consécutive à l'oblitération des canaux excréteurs par des calculs ou des tumeurs, celle-ci ne donnant qu'exceptionnellement lieu au diabète sucré.

Ces données plus précises en ce qui concerne le pancréas tranchent-elles le débat en faveur de la théorie qui admet deux variétés au moins de diabète, l'une maligne, pancréatique, l'autre d'origine différente? Nous ne le pensons pas. D'une part, il n'est pas impossible que dans certains cas les lésions pancréatiques soient, non la cause, mais le résultat de l'hyperglycémie, le sucre en excès déterminant une irritation sclérosante du pancréas. D'autre part, dans l'hypothèse où le diabète malin — ce qui ne veut pas dire le diabète aboutissant à la mort par suite de complications — serait toujours imputable à une lésion du pancréas, comment expliquer que cette glande soit souvent indemne chez les diabétiques morts des progrès même de la maladie, en particulier, comme le fait remarquer Lecorché, dans l'enfance où le diabète revêt presque toujours sa forme la plus sévère. Admettre, pour répondre à cette objection, qu'il existe sans doute des perturbations fonctionnelles du pancréas qui échappent à nos moyens d'investigation, c'est formuler une hypothèse sans fondement sérieux.

Quoi qu'il en soit, ce qui ressort des données anatomo-pathologiques, c'est moins le rôle prépondérant des lésions pancréatiques dans les cas malins que la variabilité des altérations trouvées à l'autopsie des diabétiques. N'y a-t-il pas là une présomption contre la doctrine uniciste du diabète?

II. Données étiologiques. — Il résulte de l'enquête étiologique qu'à ce point de vue on peut ranger les cas de diabète sous quatre rubriques :

1° Diabète d'origine purement nerveuse;

2° Diabète survenant chez des individus manifestement arthritiques en dehors de toute autre cause morbide appréciable;

3° Diabète survenant chez des arthritiques, à la suite de lésions du système nerveux ou de troubles psychiques;

4° Diabète survenant sans cause appréciable en dehors de toute tare dyscrasique.

L'étiologie *tangible* du diabète se ramène donc à deux termes : perturbation nerveuse, dyscrasie arthritique.

Le premier de ces facteurs n'est contesté par personne. Des faits nombreux prouvent que le diabète survient, moins souvent, il est vrai, que la glycosurie simple, à la suite de traumatismes rachido-craniens ou de lésions du myélencéphale. Quant aux désordres fonctionnels du système nerveux, provenant d'un surmenage intellectuel, de chagrins ou de préoccupations graves, s'ils semblent plutôt déterminer des glycosuries passagères, ils peuvent à titre exceptionnel amener le diabète sucré vrai, surtout, comme nous allons le voir, lorsqu'ils portent sur un terrain arthritique.

En ce qui concerne les relations du diabète avec l'arthritisme, elles ne sont pas moins certaines. Depuis longtemps on a décrit le diabète goutteux; ce qui est vrai de la goutt. l'est autant des autres manifestations arthritiques. Dira-t-on que cette dyscrasie ne joue ici qu'un rôle secondaire, et que le diabète chez l'arthritique n'est pas *d'essence* arthritique, au même titre que la goutte, l'obésité, les lithiases biliaire ou néphrétique? Quand on le voit succéder à d'autres modalités de cette dyscrasie ou ne s'éteindre que pour leur faire place, quand on le voit, par exemple (diabètes intermittent et alternant), disparaître alors que la goutte entre en scène ou que le cancer, ce dernier terme de l'arthritisme, commence à poindre, on ne peut, selon nous, se refuser à admettre que ces divers processus reconnaissent une origine commune, dyscrasique.

D'ailleurs, à étudier de près ces faits de diabète arthritique ou, pour mieux dire, *d'arthritisme à forme de diabète*, on constate souvent qu'une autre influence étiologique, un choc nerveux, est entrée en ligne. Le goutteux d'hier est devenu diabétique à la

suite de chagrins ou de soucis; demain peut-être, si
cette crise morale se calme, il cessera d'être glyco-
surique pour devenir goutteux, hémorrhoïdaire, li-
thiasique, etc. Aussi dirions-nous volontiers que le
*diabète n'est souvent, le plus souvent même, que la modu-
lité névropathique de l'arthritisme.*

Du diabète arthritique il faut rapprocher, sans les
y faire entrer, les cas où la maladie apparaît sur un
terrain vierge, sans cause tangible, mais où en réalité elle relève d'états spéciaux de l'économie qui en-
gendrent une dyscrasie transitoire similaire à celle
qui caractérise l'arthritisme constitutionnel, en
d'autres termes, une dyscrasie pseudo-arthritique
accidentelle. C'est de la sorte qu'il faut interpréter
certains faits de diabète passager que l'on observe,
par exemple, à la suite du surmenage, ou au moment
de la ménopause, et qui, aussi éphémères que le sont
la lithiase biliaire, les manifestations rhumatoïdes,
les éruptions, etc., apparues sous les mêmes influences, guérissent sitôt l'équilibre organique ré-
tabli.

Restent les cas où la maladie se produit en dehors
de toute cause appréciable, en dehors de tout état
dyscrasique concomitant. C'est ici que M. Lancereaux fait intervenir comme élément étiologique une
lésion progressive du pancréas. Nous avons vu que
divers faits expérimentaux et anatomo-pathologiques
plaident, dans une certaine mesure du moins, en
faveur de cette interprétation.

III. Données séméiologiques. — Nous n'avons plus
qu'à rechercher si les données séméiologiques
cadrent avec les résultats de l'enquête étiologique, en
d'autres termes, si chacune de ces formes de diabè'e

a une physionomie clinique qui lui appartient en propre.

Un individu, porteur d'antécédents arthritiques, éprouve un affaiblissement progressif, mais non assez prononcé pour se sentir réellement malade, si bien que le médecin ne songe pas chez lui à l'existence du diabète jusqu'au jour où un phénomène révélateur quelconque l'amène à examiner ses urines. Celles-ci renferment du sucre en proportion variable, mais n'atteignant jamais des chiffres élevés, dépassant rarement 100 grammes et plus rarement encore 150 grammes par jour. En interrogeant les commémoratifs on apprend que, depuis quelque temps, le malade éprouve une soif assez vive, a de la polyurie, que son appétit est exagéré, mais non colossal, enfin qu'il a peu ou point maigri. Sous l'influence du régime alimentaire spécial, et aussi de prescriptions hygiéniques, qui d'ailleurs constituent pour la plupart le traitement habituel de la dyscrasie arthritique, tous les phénomènes morbides diminuent rapidement, l'état général s'améliore *pari passu* et le diabète prend de plus en plus les allures d'une affection chronique avec des oscillations en sens divers, suivant que le malade se trouve ou non dans de bonnes conditions hygiéniques. Alors même que le diabète ne guérit pas, ou ne fait pas place à d'autres manifestations arthritiques, il reste du moins stationnaire sans entamer sérieusement l'état général; on y verrait une infirmité plutôt qu'une maladie si des complications sérieuses, imputables souvent à la négligence ou à l'imprudence du diabétique, ne venaient parfois révéler la gravité de la perturbation nutritive et l'instabilité de l'équilibre organique.

Toute différente est l'évolution du diabète dans

d'autres cas, ceux même où il fait éclosion dans des organismes vigoureux, indemnes de toute tare arthritique personnelle ou héréditaire. Ce n'est pas insidieusement, c'est brusquement, en pleine santé, que la maladie éclate ; d'emblée elle se caractérise par ses phénomènes cardinaux, polydypsie, polyurie, appétit insatiable, dénutrition, tous très prononcés ; le diabétique rend par jour six, huit, dix litres d'urine, renfermant parfois des quantités énormes de sucre, de 150 à 500 grammes et même davantage. Si le régime alimentaire approprié abaisse le taux de la polyurie et de la glycosurie, ce n'est jamais d'une manière aussi nette et aussi rapide que dans le cas précédent, et, malgré tous les efforts de la thérapeutique et de l'hygiène, la maladie ne rétrocède pas ou ne présente que des rémissions peu marquées et passagères. De jour en jour, alors même que la glycosurie et certains phénomènes connexes semblent s'atténuer, l'amaigrissement se prononce, la déchéance physique et intellectuelle s'aggrave, et la mort survient en une ou deux années, trois au plus, parfois même plus vite, du fait soit d'une complication, soit de la cachexie progressive. C'est une maladie subaiguë, parfois même aiguë, à caractère essentiellement progressif, sinon malin, qu'il est possible d'enrayer, mais non de guérir.

Peut-on dire qu'entre ces deux types il n'y a qu'une question d'intensité, diabète léger et chronique d'un côté, diabète grave et aigu de l'autre? Mais comment s'expliquer avec cette interprétation que la maladie affecte toujours ou presque toujours chez l'arthritique un début insidieux, une marche bénigne avec ces rémissions et ces alternances, tandis que, survenant en dehors de cette dyscrasie, elle présente le plus souvent des caractères opposés. D'ailleurs la malignité n'est pas un caractère absolu du diabète non arthritique ; parfois, en effet, après un début à grand orchestre, il présente une marche relativement lente, mais sans rétrocéder, et en se montrant toujours réfractaire à l'intervention thérapeutique ; ce qui n'est jamais le cas pour le diabète arthritique. Aussi n'hésitons-nous pas à conclure que ces deux modalités pathologiques se différencient non seulement par l'intensité, mais aussi par la nature du processus morbide.

Une troisième variété de diabète comprend les cas où la maladie relève d'une dyscrasie accidentelle, du pseudo-arthritisme accidentel ; ici les phénomènes morbides, sauf la dépression psychique, sont généralement peu accusés, s'atténuent assez rapidement sous l'influence du régime et de la thérapeutique et disparaissent plus ou moins vite après que son facteur étiologique, surmenage, ménopause, etc., a cessé d'exercer son action.

Quant au diabète lié à une perturbation nerveuse, il ne se prête à aucune description d'ensemble ; en général cependant, les symptômes fondamentaux, la glycosurie surtout, ne présentent qu'une médiocre intensité, et sa marche dépend de la nature et de l'évolution essentiellement variables de la lésion cérébro-spinale qui le commande.

En nous appuyant sur les considérations de diverses natures que nous venons de développer, nous voyons dans le diabète sucré non une maladie, mais un syndrome, se présentant sous quatre modalités distinctes que différencie l'observation clinique et qui, dans une certaine mesure, conservent leur individualité devant la thérapeutique :

1° *Diabète constitutionnel arthritique*, ou mieux modalité diabétique de l'arthritisme, à début insidieux quand un choc nerveux ne le commande pas, à phénoménologie modérée, à évolution lente, à rémissions plus ou moins prolongées, alternant souvent avec d'autres syndromes arthritiques, s'améliorant toujours, guérissant parfois sous l'influence de la thérapeutique, lorsque les conditions hygiéniques sont bonnes.

2° *Diabète pseudo-arthritique accidentel*, causé par un état dyscrasique passager, à symptômes peu accusés, s'atténuant rapidement sous l'influence du régime et du traitement appropriés et disparaissant d'ordinaire avec l'état dyscrasique qui lui a donné naissance.

3° *Diabète nerveux*, à marche et symptomatologie très variables, différencié par son origine le plus souvent évidente.

4° *Diabète progressif, malin*, dont la cause reste encore indéterminée pour qui n'admet pas qu'il dépend d'une lésion du pancréas, à début brusque, à symptômes très accusés, évoluant à la manière d'une maladie subaiguë, ou même aiguë, réfractaire à l'intervention thérapeutique, ne présentant guère de rémissions et entrainant plus ou moins vite un dénouement fatal. Faute de mieux, nous donnerons ici à cette forme de diabète la dénomination de diabète *malin*.

Cette conception du diabète sucré nous servira de guide dans notre exposé.

Nous commencerons par passer successivement en revue les diverses médications, hygiéniques ou pharmaceutiques, du *syndrome diabète sucré*, envisagé en lui-même, pour leur assigner leur valeur et leurs indications thérapeutiques.

Puis, nous plaçant sur le terrain de la clinique, nous appliquerons ces données générales au traitement individuel des formes du diabète, en y ajoutant, là où faire se peut, la médication pathogénique. Ainsi chez le diabétique arthritique il faut combattre en même temps le syndrome diabétique et la dyscrasie originelle.

La médication hydrominérale, en raison de son importance majeure, fera ensuite l'objet d'une étude spéciale.

Nous terminerons par le traitement des épiphénomènes et des formes compliquées du diabète sucré, en tant du moins qu'ils nécessitent une intervention thérapeutique particulière.

DEUXIÈME PARTIE

Exposé critique des diverses médications hygiéniques et pharmaceutiques du syndrome diabète
sucré.

CHAPITRE PREMIER

Considérations générales.

Quelque idée théorique qu'on se fasse du diabète
sucré, il doit être considéré comme l'expression clinique d'un trouble de la nutrition qui porte avant
tout sur la fonction glycogénique. L'hyperglycémie
est le caractère essentiel de cette dyscrasie, comme
la glycosurie constitue le phénomène dominant de
ce syndrome.

L'indication thérapeutique doit donc en premier
lieu viser l'hyperglycémie. Mais la question se pose
dans des termes différents, suivant que l'on a pu pé-
nétrer plus avant dans la pathogénie de cette déviation nutritive. C'est seulement dans les cas où sinon
la cause première, du moins la cause seconde du
processus pathologique est tangible, où celui-ci dépend, soit d'une perturbation du système nerveux,
soit de la dyscrasie arthritique, que l'on peut insti-

tuer une médication anticausale, et par cela même complètement efficace. Dans les conditions opposées, alors que nous ne savons rien de la pathogénie du diabète, ou que la lésion originelle supposée (lésion pancréatique) échappe à notre intervention, la médication, purement symptomatique, ne possède qu'une efficacité de beaucoup inférieure.

Ceci dit, revenons au traitement du syndrome lui-même, abstraction faite des conditions où il se produit.

Étant donné que le processus morbide relève d'une dystrophie encore inconnue dans son essence, on doit s'adresser à certains médicaments qui exercent sur les processus nutritifs une indéniable action. L'expérience clinique, bien plus que les données expérimentales, légitime l'emploi à ce titre de divers agents thérapeutiques, comme les alcalins et l'opium. Elle nous apprend que, par un mécanisme encore mystérieux, ils agissent sur les mutations organiques qui, d'anormales et aboutissant à l'hyperglycémie, se rapprochent sous leur influence de la norme.

Mais il est un autre mode d'intervention, celui-ci purement palliatif, qui consiste à enrayer l'accumulation du sucre dans le sang, soit en réduisant au minimum l'apport des substances qui se transforment le plus facilement en glycogène, soit en activant les oxydations et, par suite, la combustion du sucre au sein des tissus.

C'est dans le même esprit que doit être dirigée la médication contre un autre symptôme du diabète, l'asthénie, qui, pour rester souvent peu accusée, domine parfois, surtout à la phase ultime, le processus morbide. Elle aussi découle directement de la déviation nutritive, qui rompt l'équilibre organique en fabriquant du sucre aux dépens des divers éléments constitutifs de l'économie. Dès lors, pour enrayer la déchéance des forces, on ne saurait mieux faire que de combattre l'état dystrophique par les modificateurs généraux de la nutrition dont nous venons de parler, qui deviennent ainsi des toniques dans le sens le plus large du mot. Mais ici encore, en dehors de cette médication fondamentale, une place doit être réservée à des agents thérapeutiques, à prétentions plus modestes, à action purement palliative, qui stimulent passagèrement l'économie, et y créent, pour ainsi dire, des réserves de forces, reconstituants, ferrugineux, etc.

Restent enfin plusieurs symptômes cardinaux du diabète, polyurie, polydypsie, polyphagie. Ceux-ci sont-ils justiciables d'une intervention thérapeutique directe? Évidemment non. Tous, ils dépendent de l'hyperglycémie, à telles enseignes qu'en général ils s'atténuent à mesure que celle-ci diminue. Bien plus, c'est grâce à ces perturbations fonctionnelles que l'organisme peut se défendre contre l'influence nocive du sucre non utilisé par l'évolution nutritive. Rien de plus illogique que de vouloir, sans tenir compte de l'hyperglycémie, enrayer la polyurie qui facilite l'élimination du sucre, la polydypsie qui, en fournissant à l'économie l'eau nécessaire à la dissolution de cette substance, empêche les tissus de se déshydrater, ou enfin la boulimie qui est la sauvegarde du corps contre la dénutrition progressive. Intervenir de la sorte contre telle ou telle de ces manifestions morbides, n'est légitime que dans les cas exceptionnels, où elle n'est pas proportionnée à la glycosurie, lorsque, par exemple, une polyurie très accusée contraste avec une élimination relativement faible de sucre par les urines.

Le traitement du syndrome diabétique, envisagé en lui-même, indépendamment de sa cause, comporte donc quatre indications fondamentales :

1° Agir sur la dyscrasie hyperglycémique au moyen de certains modificateurs généraux de la nutrition.

2° Restreindre autant que possible l'introduction dans l'économie des principes sucrés ou susceptibles de s'y transformer facilement en sucre.

3° Activer la combustion du sucre non utilisé dans l'organisme, et en faciliter l'élimination.

4° Relever l'énergie vitale et soutenir les forces.

En outre, il faut assurer l'équilibre organique en substituant aux amylacés des aliments aptes, jusqu'à un certain point au moins, à remplir leur mission dans l'évolution nutritive et dans les combustions respiratoires.

Enfin, on doit s'attacher à prévenir ou combattre les complications qui peuvent résulter, soit de la dystrophie diabétique elle-même, soit de l'imprégnation des tissus par le sucre inutilisé.

Mais, on ne saurait trop insister sur ce point, est condamnée d'avance toute intervention susceptible de compromettre les fonctions digestives, de même qu'il faut renoncer à un médicament, si utile qu'il soit à d'autres titres, pour peu qu'il exerce à cet égard une influence fâcheuse. Tant vaut sa digestion, tant vaut le diabétique.

Or ces indications peuvent être réalisées, dans une certaine mesure du moins, soit par diverses prescriptions hygiéniques, alimentaires ou autres, soit par des moyens pharmaceutiques variés. La clinique démontre tous les jours que le traitement diététique est bien plus efficace que l'intervention médicamenteuse et, en outre, qu'il doit être dirigé dans le même sens, à des nuances près, quelle que soit la forme de diabète qu'on ait à combattre. Aussi lui donneronsnous la première place dans notre exposé, comme le font d'ailleurs tous les pathologistes.

CHAPITRE II

Traitement hygiénique du diabète.

§ Ier — HYGIÈNE ALIMENTAIRE

L'expérimentation a établi que c'est surtout aux dépens des matières sucrées et amylacées que le glycogène se forme dans l'économie et que les autres composés n'y contribuent que dans une mesure très restreinte : la clinique corrobore ces données en montrant que la glycosurie augmente rapidement après l'ingestion en quantité notable de substances sucrées ou féculentes, tandis qu'elle diminue lorsque celles-ci sont exclues de l'alimentation. Ainsi, à première vue, semble justifiée la formule diététique bien connue de Rollo, qui a servi de base aux divers régimes préconisés dans le diabète, et qu'a suivie Cantani dans toute sa rigueur, en ne permettant aux diabétiques que la viande et les corps gras. Doit-on s'en tenir à cette ligne de conduite, ou dans quelle mesure faut-il la modifier? L'examen du régime sarco-adipeux exclusif de Cantani va nous l'apprendre.

Régime de Cantani. — L'alimentation essentielle du diabétique est la viande; toutes les viandes, fraîches ou salées, excepté le foie qui n'est autorisé que dans les cas très légers, les poissons, certains crustacés comme le homard, sont autorisés. D'autre part, les graisses animales, l'huile d'olive, doivent être prises en quantité notable, sauf le beurre à cause des traces de sucre de lait qu'il renferme ; les graisses pancréatinisées sont utiles par leur action digestive. Il ne faut user du sel qu'avec modération ; l'acide acétique et l'acide citrique étendus d'eau doivent remplacer le vinaigre. Les œufs, ainsi que divers mollusques, ne sont permis que dans les cas légers.

Comme boisson, Cantani donne la préférence à l'eau, soit pure, soit chargée d'acide carbonique, soit aromatisée d'eau distillée de fenouil, de cannelle, de fleurs d'oranger, etc. Aux personnes habituées au vin, il concède une petite quantité de vieux Bordeaux ou de café, ou de l'eau étendue d'alcool rectifié, à la dose de dix à trente grammes par jour.

Tous les autres aliments sont interdits ; en outre, dans les cas où ce régime si sévère ne suffit pas à faire disparaître la glycosurie, Cantani conseille d'imposer de temps en temps au malade un jeûne presque absolu de vingt-quatre heures. D'ailleurs pour lui, il n'est pas nécessaire que le diabétique ingère une grande quantité d'aliments : la ration quotidienne moyenne serait de six cents grammes de viande avec soixante à trois cents grammes de graisse pancréatinisée. Il reconnaît qu'à donner davantage on risque d'amener une assimilation incomplète, suivie bientôt d'une aggravation de la glycosurie.

Tel est le régime de Cantani qui doit être maintenu au moins deux mois dans les cas légers et récents, trois, six, et même neuf mois dans les cas sérieux ou anciens. Lorsque la glycosurie a disparu, on peut revenir, mais graduellement, aux amylacés, aux pâtisseries, sans jamais prendre ni sucre de canne, ni fruits très sucrés.

Pour Cantani, ce régime satisfait à l'indication thérapeutique fondamentale : enrayer l'accumulation du sucre dans l'économie tout en assurant l'équilibre nutritif par la substitution à un combustible devenu inutilisable et dangereux (sucre, amylacés) d'un combustible utilisable et sans nocuité au point de vue de la glycosurie (graisses).

Pour rationnel qu'il paraisse à première vue, ce régime est généralement abandonné aujourd'hui, et ce à juste titre. Il ne trouve son indication que dans la *diète d'épreuve*, qu'il faut imposer, comme nous le verrons plus loin, au diabétique au début de son traitement pour établir le diagnostic de la forme de la maladie ; mais, suivi d'une manière régulière, pendant quelque temps, il expose aux plus graves mécomptes.

Tout d'abord il est rare que les malades s'astreignent à un régime si monotone et bien souvent ils commettent des infractions qu'ils dissimulent soigneusement au médecin, sans se rendre compte de leur importance au point de vue de la glycosurie. Qu'au contraire, le diabétique exécute strictement ces prescriptions bromatologiques, il ne tarde pas d'ordinaire à être pris d'un insurmontable dégoût pour cette alimentation si peu variée ; l'appétit se perd, et la dénutrition s'aggrave rapidement du fait de l'inanition. Alors même que l'appétit se maintient et que, pour le satisfaire, on ingère une grande quantité des aliments qui sont permis, l'équilibre organique n'en est pas moins compromis.

L'économie est, en effet, impuissante à assimiler une trop forte proportion d'albuminoïdes ; l'alimentation trop azotée ne peut donc qu'amener la formation en excès et la rétention dans le sang de principes excrémentitiels, comme l'acide urique, la créatine, la xanthine, etc., qui s'accumulent d'autant plus dans l'organisme que la digestion gastrique et intestinale finit toujours à la longue par s'altérer ; ce qui ralentit encore l'assimilation et précipite la dénutrition.

Aussi a-t-on pu mettre sur le compte de la diète carnée la production d'accidents d'auto-intoxication, comme l'acétonémie. Dès 1881, Ebstein a publié un cas de diabète où, sous cette influence, le coma se produisit pour disparaître dès qu'on fut revenu à un régime moins exclusif, et même, d'après cet auteur, l'acétonurie a de la tendance à se montrer pour peu que la proportion de graisse et de viande ingérée soit *relativement* trop élevée.

Des observations semblables d'acétonémie consécutive au régime de Cantani ont été publiées de divers côtés, notamment par Jænicke ; en outre, il est prouvé que l'alimentation exclusivement azotée diminue l'alcalinité du sang, ce qui est un des éléments constitutifs de l'intoxication acétonémique.

D'autre part, on a maintes fois signalé, à la suite de la diète carnée, l'apparition de l'azoturie, de l'oxalurie, de la gravelle urique et aussi des accidents goutteux. Si l'on songe que le diabète se développe souvent sur un terrain arthritique, on conçoit combien est irrationnelle une ligne de conduite qui favorise l'éclosion de toutes ces modalités de cette dyscrasie.

Enfin on a accusé, non sans motifs, ce régime d'amener l'albuminurie. Cette complication peut être imputée soit à l'accumulation dans l'organisme de principes azotés non assimilés, soit (de Meyer) à une sorte de surmenage du rein, consécutif à l'excrétion en excès d'acide urique et d'oxalate de chaux qu'entraîne nécessairement la diète carnée.

Comment se fait-il qu'un observateur si consciencieux que Cantani n'ait pas eu à constater souvent les effets fâcheux du régime qu'il a préconisé? C'est qu'en fait, sans parler des cas où ses prescriptions n'ont pas été strictement suivies, il les atténua, en partie à son insu, en permettant l'emploi, non seulement du beurre, mais de crustacés et de coquillages qui contiennent une notable quantité d'hydrates de carbone, ce qui constitue une diète moins rigoureuse qui, grâce à l'exclusion absolue des principes sucrés, a pu donner de bons résultats.

Le point faible de la méthode de Cantani, c'est qu'elle vise seulement l'hyperglycémie et la glycosurie, sans tenir compte des autres éléments de cette déviation nutritive qui différencient le diabète vrai de la glycosurie simple et en constituent, autant que l'exaltation de la fonction glycogénique, le caractère dangereux.

Pour le diabétique, le péril est surtout dans la dénutrition : en d'autres termes, est nuisible tout régime antiglycosurique qui compromet l'intégrité des voies digestives, qui n'assure pas la réparation de tous les tissus, qui détermine l'accumulation dans le corps de principes excrémentitiels susceptibles, soit de produire des accidents d'auto-intoxication, soit d'amener des lésions organiques. Il ne faut jamais perdre de vue que le diabétique ne périclite pas tant qu'il mange avec plaisir, tant qu'il digère bien, alors même que la glycosurie reste à un taux assez élevé, tandis que l'anorexie, les accidents dyspeptiques, l'amaigrissement sont du plus fâcheux augure, tous ces troubles vinssent-ils à coïncider avec une diminution notable de l'élimination du sucre par les urines, à telles enseignes que le coma apparaît souvent au lendemain du jour où la glycosurie a cessé. Aussi n'y a-t-il de diététique réellement efficace que celle qui, pour enrayer la dénutrition, donne satisfaction à tous les besoins de l'économie tout en réduisant au minimum compatible avec l'équilibre organique l'apport des substances qui se transforment facilement en glycose : d'où la nécessité d'un régime mixte où sans doute domine la note antiglycosurique, mais sans que tout lui soit subordonné. Cette donnée, c'est l'honneur de Bouchardat de l'avoir le premier établie et mise en pratique.

On a cherché à préciser la quantité des divers principes alimentaires qui sont nécessaires au diabétique pour maintenir l'équilibre organique. En fait, les chiffres qu'on a donnés, et au sujet desquels, d'ailleurs, les auteurs sont loin de s'accorder, n'ont qu'une valeur bien problématique. Ici en effet doivent intervenir plusieurs facteurs qui ne se prêtent pas à ces évaluations de la chimiâtrie. Ainsi, sans parler de la situation matérielle des malades qui permet ou non d'atténuer par des artifices culinaires la rigueur du régime et de le rendre plus supportable, il serait irrationnel de prescrire au diabétique astreint pour un motif quelconque à une existence sédentaire la même ration de combustibles alimentaires qu'à celui qui mène une vie très active ; ainsi encore la ligne de conduite doit différer suivant que le malade est habitué ou non à une nourriture fortement animalisée. Enfin, pour ne faire ici que signaler une question qui trouvera mieux sa place à propos du traitement des diverses formes du diabète, le médecin devra tenir le plus grand compte des conditions où la maladie s'est produite, du terrain sur lequel elle s'est développée. Pour prendre un exemple, bien différentes sont les indications à remplir, suivant qu'il s'agit d'un diabète non dyscrasique ou au contraire d'un diabète que commande la dyscrasie arthritique, partant justiciable d'une diète spéciale qui est en opposition sur bien des points avec le régime anti-glycosurique. Est-il nécessaire d'ajouter que la notion de l'état général a une importance majeure et que les prescriptions exclusives et par conséquent perturbatrices ne sont plus de mise lorsque les phénomènes de cachexie ont apparu? Ce qu'il faut alors combattre avant tout, c'est la tendance à la dénutrition, au risque de négliger l'élément glycosurie.

La question est, on le voit, des plus complexes, les indications des plus variables de malade à malade, parfois même contradictoires. Aussi n'arrive-t-on souvent à de bons résultats qu'après de nombreux tâtonnements; aussi ne faut-il pas hésiter à modifier le régime quand il amène une diminution soit des forces, soit de l'appétit ou qu'il occasionne des phénomènes dyspeptiques.

C'est sous le bénéfice de ces considérations que nous allons passer en revue les diverses catégories de substances alimentaires pour leur assigner leur place dans le régime du diabétique, envisagé d'une manière générale, abstraction faite des cas particuliers que nous aurons à étudier plus tard.

Alimentation azotée. — La *viande* constitue l'alimentation par excellence du diabétique, puisque de tous les principes ce sont les albuminoïdes qui se transforment le moins facilement en sucre. Mais, comme nous l'avons vu, il ne faut pas abuser de la diète carnée. Or quelle est la quantité de viande qu'on peut prescrire au diabétique? On sait que, pour l'homme adulte, la quantité d'albumine nécessaire à l'alimentation est de 120 grammes environ, ce qui correspond à 650 grammes de viande de bœuf maigre et désossée. Étant donné que le diabétique a besoin de plus d'aliments azotés que l'homme sain, mais d'autre part qu'il ingère des œufs, qui sont riches en principes azotés et des légumes qui renferment une proportion notable d'albumine végétale, on peut considérer 500 grammes de viande comme constituant une ration largement suffisante pour l'homme adulte à existence très active, et trop forte pour l'homme sédentaire ou pour la femme.

Toutes les viandes, viandes de boucherie, volaille, gibier, sont permises; on peut les accommoder à toutes les sauces, sauf celles qui demandent une grande quantité de vinaigre et surtout celles qui sont faites avec de la farine, fût-elle de gluten. On a préconisé l'usage de la cervelle et du ris de veau en raison de la graisse qu'ils contiennent, et du pancréas, soit de veau, soit de mouton, en raison de l'action digestive du suc pancréatique. Le foie seul doit être évité, à cause du glycogène qu'il renferme.

Avec les *poissons*, soit d'eau douce, soit de mer, on peut varier l'alimentation azotée, en accordant la préférence aux poissons gras, barbues, anguilles, maquereaux, à condition toutefois que les fonctions digestives ne laissent rien à désirer.

La charcuterie, les viandes fumées ou conservées dans l'huile, les jambons de toute sorte sont utiles surtout aux diabétiques dégoûtés de la viande; il en est de même des crustacés et des mollusques. Cependant les huîtres renferment trop de glycogène pour être autorisées autrement qu'à titre exceptionnel; en tout cas les variétés maigres, telles que celles de Marennes, doivent être préférées.

Les *œufs* constituent une excellente ressource pour les diabétiques : non seulement à cause de la diversité qu'ils apportent dans leur menu, mais surtout en raison de leur richesse en albumine et en graisse ; en effet, à titre d'aliment azoté, un œuf est à peu près l'équivalent de 30 grammes de viande désossée, et en outre il renferme 120/0 environ de substance grasse.

Graisses. — C'est aux graisses que l'économie doit emprunter le carbone dont la prive la suppression presque complète des hydrocarbures. Comme les diabétiques digèrent facilement et assimilent complètement les corps gras, on peut leur en donner jusqu'à 150 à 200 grammes par jour, ration triple de celle de l'homme sain : on sera surtout très large chez les individus qui ont une vie physiquement très active et qui par suite souffriraient plus que les autres de la suppression des composés ternaires, aliment principal du travail musculaire. La graisse de bœuf, de porc, d'oie, les huiles, le beurre enfin sont également indiqués ; ils permettent de varier la préparation culinaire des viandes et des légumes. Il faut les saler beaucoup pour en faciliter la digestion. Les conserves à l'huile, le thon, le hareng saur, les rillettes, le pâté de foie gras sont tous d'excellents aliments.

Aliments sucrés. — Sur ce point, on ne saurait être trop sévère ; les aliments sucrés doivent être absolument interdits. Toute tolérance donnerait bientôt lieu à l'excès ; car, pour que les diabétiques perçoivent le goût de sucre, il faut qu'ils en ingèrent une quantité très grande, en raison sans doute de la saveur sucrée qu'ils éprouvent à l'état habituel.

Néanmoins, comme cette interdiction est très pénible pour beaucoup de malades, on a essayé de diverses substances à titre de succédanés du sucre.

La meilleure ou, pour mieux dire, la moins nuisible est la *glycérine* qu'ont recommandée Bouchardat et Pavy. Schultzen l'a même employée comme médicament; il prétendait qu'en fournissant à l'économie les éléments de la combustion respiratoire, elle empêche la dénutrition des tissus gras ou protéiques. Garnier et Holtz ont donné la glycérine au même titre. Quant à Harnach, tout en reconnaissant qu'elle n'agit pas sur la glycosurie, il l'emploie surtout comme reconstituant à doses énormes (de 200 à 300 grammes par jour). Malheureusement il est aujourd'hui acquis, contrairement à l'opinion de Schultzen, qu'elle se transforme plus que les graisses en glycose. En outre le goût de la glycérine est assez désagréable pour que certains malades préfèrent prendre leurs aliments non sucrés que de s'en servir pour les édulcorer. Néanmoins c'est un excellent aliment respiratoire, auquel on peut recourir, à la dose de 20 grammes en moyenne par jour, surtout chez les diabétiques qui ont à lutter contre une constipation habituelle ou qui présentent des accidents de lithiase soit biliaire, soit rénale. Mais à dose élevée la glycérine devient toxique (Dujardin-Beaumetz et Audigé).

Non moins répandu aujourd'hui est l'usage de la *saccharine*, sucre de houille, qui possède un pouvoir édulcorant considérable, 280 fois plus grand que celui du sucre de canne; elle fait la base de diverses préparations recommandées aux diabétiques. Mais il arrive fréquemment qu'elle occasionne des troubles gastro-intestinaux. Aussi faut-il en surveiller l'emploi qui doit toujours être limité à des doses faibles, cinq à dix centigrammes par jour, en l'associant au bicarbonate de soude.

D'autres principes sucrés ont été préconisés, tels que les maltoses, la rhamnose, la mannite, la lévulose. Cette dernière substance surtout est utilisée en Allemagne, où elle est fabr...ée à bas prix, chimiquement pure ; en France, elle n'a guère été expérimentée. Il est d'ailleurs regrettable qu'on ne soit pas fixé sur le rôle de ces divers composés dans la glycogénie, car ils constituent la matière sucrée de certains fruits qu'on pourrait peut-être concéder aux diabétiques.

Fruits. — Il n'est guère en effet de prescription qui coûte plus au diabétique que l'interdiction des fruits. Ainsi s'explique sans doute que la plupart des médecins se départissent à cet égard de la ligne de conduite rationnelle. C'est une complaisance fâcheuse, contre laquelle il est bon, croyons-nous, de réagir ; car les fruits n'ont qu'une faible valeur nutritive et tous, sauf les noix, les noisettes, les amandes, dont les malades se dégoûtent d'ailleurs vite, renferment une proportion considérable de sucre. Il faudrait donc les proscrire en bloc, à moins qu'admettant avec quelques auteurs allemands l'innocuité de la lévulose, on fasse exception en faveur de ceux qui ne contiennent pas d'autre substance sucrée.

En tout cas, l'interdiction doit être formelle pour les cerises, les raisins, les figues, les dattes, les abricots, les oranges, le melon ; dans les formes légères, nous concédons, mais toujours à contre-cœur, les prunes, les pêches, les fraises, les framboises, les pommes et les poires, en donnant la préférence aux fruits acidulés, en raison de l'action eupeptique des acides végétaux qu'ils contiennent.

Voici du reste deux tableaux, assez divergents d'ailleurs, mais significatifs, de la teneur en sucre des principaux fruits :

	Tollens.	Mayet.
Pêches	1-2 pour 100	10 pour 100
Abricots	2-3 —	— —
Prunes	2-4 —	16 —
Fraises, Framboises	4-7 —	8-10 —
Pommes et Poires	7-8 —	— —
Cerises	10-11 —	10 —
Raisins	17-30 —	— —

Les *fruits secs*, prunes, figues, raisins, sont encore plus nuisibles que les fruits frais ; car ils renferment de 40 à 80 % de sucre.

Étant donné que les pâtisseries et les entremets, même faits avec de la farine de gluten, sont à proscrire, le dessert du diabétique se réduit à l'emploi des *crèmes* non sucrées et surtout des *fromages* de toutes sortes, frais, salés, fermentés. Les fromages, contenant une certaine proportion d'albumine et beaucoup de graisses (de 10 à 30 % suivant les espèces), constituent un excellent aliment. Malheureusement il est assez difficile de les manger sans pain ; c'est ce qui fait que les diabétiques y renoncent souvent vite.

Pain. — Le pain est une des substances qui stimulent le plus la fonction glycogénique, sans avoir, en dehors de sa teneur en féculents, une réelle valeur nutritive ; car il ne renferme guère d'autres principes que de l'eau et des amylacés. 100 grammes de pain contiennent 60 grammes de sucre (Mayet). C'est dire qu'à aucun titre il ne devrait trouver sa place dans l'alimentation du diabétique ; mais la suppression de cet aliment par excellence est, surtout en France, pays de mangeurs de pain, difficilement acceptée par beaucoup de malades qui préfèrent ne pas manger que de s'en priver. Aussi s'est-on ingénié à le remplacer par des aliments similaires, sans grand succès d'ailleurs.

De ces succédanés, le *pain de gluten* est le plus souvent utilisé sur le conseil de Bouchardat, à cet égard bien mal inspiré. Pratique très regrettable, car il renferme toujours une proportion d'amidon considérable, ainsi qu'en témoignent les analyses suivantes dues à Carlet :

| | PAIN PROVENANT DE : | | | | | |
	MARSEILLE	TOULOUSE	PARIS	BORDEAUX 1	BORDEAUX 2	PAIN BLANC DE LUXE
Eau	12.50	13	14.50	12.60	13	12.60
Gluten	47.38	47.37	47.89	45.27	47.91	9
Amidon	27.17	26.15	19.24	31.94	31.66	70.20
Phosphates	1.98	1.70	1.80	1.80	1.82	1.02
Non dosé	10.90	11.61	11.57	8.38	6.84	6.67
	100	100	100	100	100	100

De même Mayet trouve que 100 grammes de pain de gluten renferment de 27,7 à 31 grammes de sucre.

On voit que, tel qu'il est préparé, en France du moins, le pain de gluten contient 20 % au moins d'amidon, plus que beaucoup de substances qu'on proscrit absolument, comme les légumes féculents; en outre, il s'insalive difficilement, se digère assez mal, et enfin irrite facilement les gencives souvent altérées des diabétiques.

C'est donc un détestable aliment et l'on doit considérer comme fort heureux qu'il ait un goût désagréable qui le fait bientôt abandonner par la plupart des malades. C'est avec cette arrière-pensée qu'ils s'en dégoûteront promptement, que nous en permettons l'emploi à ceux, à ceux-là seuls qui se refusent absolument à manger sans pain.

Les mêmes considérations s'appliquent *a fortiori* aux pâtes, pâtisseries, chocolats, etc., fabriqués avec le gluten, que fournit le commerce à l'usage des diabétiques.

Nous ne nous attarderons pas à discuter la valeur des autres *succédanés du pain* qu'on a essayé de substituer au pain de froment. Les uns sont indigestes, d'autres ont un goût fort désagréable; la plupart renferment trop de principes amylacés pour être conseillés.

C'est ainsi que le pain fabriqué avec du son, débarrassé d'amidon par le lavage, qu'a recommandé Prout, se digère difficilement. Par contre, les cakes de Camplin, confectionnés avec du son, des œufs, du beurre et du lait, s'ils constituent un aliment très nutritif et pauvre en amidon (2.5 %), sont peu agréables au goût. Il faut d'ailleurs remarquer que le son renferme une quantité très notable d'acide oxalique qui le rend nuisible à certains diabétiques oxaluriques.

Le pain d'amandes de Pavy, qui contient peu de fécule et beaucoup de corps gras a été également abandonné; car il est indigeste et d'un prix élevé. La formule de pain d'amandes qu'a indiquée Seegen donne un produit fort désagréable au goût.

Quant aux essais qu'on a faits pour substituer les farines de sarrasin ou de *soya hispida* à celle de froment, ils sont condamnés d'avance, puisqu'elles renferment une proportion considérable de matière féculente. La même observation s'applique aux pains de viande, qui en outre sont difficiles à préparer et d'ailleurs ne sauraient en aucune façon servir aux mêmes usages que le pain ordinaire.

Il ne nous reste plus à parler que d'une albumine végétale dont Ebstein recommande chaudement l'emploi : l'*aleuronat* du docteur Hundhausen, qui renferme de 80 à 90 % d'albumine et 7 % seulement d'hydrates de carbone. En le mélangeant avec un peu de farine, on arrive à faire, au dire d'Ebstein, un pain qui, de par sa composition (50 à 60 % d'albuminoïdes et relativement peu d'amidon), convient aux diabétiques. De plus, on pourrait d'après lui employer l'aleuronat en poudre, à la place de la farine, dans la préparation des potages, des sauces, des légumes. De la sorte il serait possible d'établir un régime strictement rationnel qui répondît à tous les besoins de l'organisme, sans comprendre une proportion trop forte d'hydrocarbures. Divers médecins allemands ont eu également à se louer de l'emploi de l'aleuronat ; il n'a pas été, que nous sachions, expérimenté en France.

En résumé, les préparations de gluten, pas plus qu'aucun de ces succédanés du pain en dehors peut-être de ce dernier produit, ne méritent confiance. Que faire donc quand les malades déclarent ne pas pouvoir se passer de pain ? Étant donné que dans le régime mixte, tel que nous le concevons, une certaine quantité d'hydrates de carbone est nécessaire, on peut sans grand inconvénient concéder au diabétique une petite quantité de pain ordinaire, de 40 à 80 grammes par jour au plus. Mais que doit-on préférer, la *croûte* ou la *mie?* La première contient plus de principes amylacés, ainsi qu'il résulte de diverses analyses. C'est ainsi que dans le *Dictionnaire des falsifications* on donne comme teneur de la croûte en féculents 66,46 % contre 47,29 % pour la mie ; de même Esbach trouve que 100 grammes de croûte renferment 76 grammes, et 100 grammes de mie 52 grammes seulement de sucre. Néanmoins, avec Dujardin-Beaumetz et Lecorché, nous préférons la croûte par ces deux motifs : qu'elle est plus facile à digérer, et surtout que le malade est moins enclin à en abuser en la trempant dans les œufs à la coque, les sauces, etc., particulièrement s'il a les gencives en mauvais état.

Légumes. — Tous les *légumes féculents*, riz, pois, lentilles, haricots blancs, châtaignes, doivent être rigoureusement interdits au diabétique au même titre que les betteraves et que toutes les *fécules alimentaires* ; on peut en dire autant des légumes ou aliments similaires riches en sucre, navets, carottes, raves et même oignons.

Beaucoup de médecins excluent la *pomme de terre* de cet ostracisme par des raisons analogues à celles qui les rendent peu sévères en ce qui concerne le pain. S'appuyant sur sa teneur relativement faible en amidon, ils la recommandent comme succédané du pain. Certes, si l'on était assuré que le diabétique se bornât à des quantités faibles, une centaine de grammes de temps en temps, semblable concession ne présenterait peut-être pas grand inconvénient ; mais comme dans ces proportions la pomme de terre ne saurait remplacer le pain, surtout en

France, et qu'une pareille modération n'est pas le fait de la plupart des malades, mieux vaut, croyons-nous, formuler une interdiction absolue, sauf dans les cas où ceux-ci ont complètement renoncé au pain et où la glycosurie n'est pas considérable.

Voici du reste, d'après Mayet, la teneur en sucre de 100 grammes des principaux légumes féculents :

Navets	7	grammes.
Riz cuit à l'eau	8	—
Pommes de terre cuites au four	8.30	—
Petits pois	12 à 15	—
Haricots blancs	16	—
Carottes	16.60	—
Marrons	20	—
Lentilles cuites égouttées	22.50	—

Restent d'autres *légumes* qui contiennent, il est vrai, une petite quantité de sucre variant de 2 gr. à 0 gr. 10 pour 100 grammes et n'ont qu'une valeur nutritive très faible. Ils n'en constituent pas moins une ressource précieuse pour les diabétiques à plusieurs titres : d'abord ils permettent de varier leur alimentation et augmentent la proportion de graisse ingérée, le beurre ou l'huile servant à les accommoder ; de plus, par la masse qu'ils forment ils atténuent la sensation de vacuité stomachale que la suppression des féculents détermine chez beaucoup de diabétiques et qui les amène à ingérer des quantités trop considérables de viande ; enfin ils combattent la constipation que produit souvent la diète carnée.

Les meilleurs de ces légumes sont les crosnes du Japon, la chicorée, le pissenlit, l'artichaut et surtout les haricots verts qui contiennent principalement de l'inuline, substance sucrée bien assimilée, dit-on, par les diabétiques. Il faut être plus réservé en ce qui concerne les choux de toute espèce, choux-fleurs, choux de Bruxelles, les asperges qui, prétend-on, produisent parfois chez l'homme sain une glycosurie passagère, et enfin les salsifis qui renferment un peu plus de $\frac{2}{100}$ de sucre.

On a tout spécialement recommandé les légumes riches en acide oxalique, épinards, oseille, qui, d'après Constantin Paul, enraient la glycosurie. A ce titre on peut aussi prescrire le cresson, qui facilite l'ingestion de la viande chez certains malades qui en sont dégoûtés.

Les salades de tout genre sont également utiles à ce point de vue; elles renferment d'ailleurs fort peu de sucre. On doit les préparer avec plus d'huile que de vinaigre, et, si possible, y ajouter des œufs durs.

Enfin il importe de remarquer que les légumes conservés n'ont pas la même composition que les légumes frais; ainsi, d'après Kœnig, les haricots verts ne renferment, frais, que 3 à 8 % d'amidon selon la saison, tandis que, conservés, ils en contiennent parfois jusque 45 %. C'est dire que ces conserves ne doivent pas être recommandées.

Autant que possible les légumes doivent être bouillis longtemps à grande eau, puis égouttés; on les débarrasse ainsi en grande partie de leurs éléments sucrés ou transformables en sucre.

Potages. — Après ce que nous avons dit des aliments solides, il est inutile d'entrer dans de longs détails au sujet des potages; il va de soi que toute soupe, toute bouillie, à la pomme de terre, aux pâtes alimentaires, est nuisible, et qu'il faut se borner aux bouillons gras additionnés ou non d'œufs pochés, et aux juliennes dont les navets et les carottes seront exclus.

Lait. — *Régime de Donkin.* — Le régime lacté rend tant de services en médecine qu'on ne saurait s'étonner qu'il ait trouvé des défenseurs dans le diabète sucré. La diète lactée exclusive a été en effet préconisée par un médecin anglais, Donkin, qui a été même jusqu'à prescrire le lait écrémé, c'est-à-dire débarrassé des principes gras qu'il accuse, très indûment, d'augmenter la glycosurie. Il commence par donner de 4 à 6 pintes de lait par jour et en élève progressivement la dose jusqu'à 12 pintes (la pinte équivaut à 568 grammes). L'ébullition modifiant la caséine, le lait ne doit être pris que tiède. Donkin prétend que ce régime réussit dans presque tous les cas et que, lorsqu'il ne fait pas disparaître la glycosurie, il l'amende au moins, tout en améliorant l'état général.

Que penser de la diète lactée exclusive ? *A priori* elle est irrationnelle. En effet, sans parler de la suppression des matières grasses par l'écrémage, qui met l'économie en déficit au point de vue des aliments respiratoires, elle introduit dans le corps une notable proportion de matière sucrée, puisque le lait renferme 48 pour 1,000 de lactose. Il est vrai que les avis sont très partagés au sujet des transformations du sucre de lait dans l'organisme, certains auteurs prétendant qu'il est dédoublé dans l'économie et ainsi assimilé, d'autres au contraire soutenant qu'il s'y transforme en glycose. Il semble qu'ici il faille tenir compte de l'idiosyncrasie, tous les sujets ne se comportant pas de la même façon à l'égard de la lactose.

En fait, les succès signalés par Donkin n'ont pas été confirmés par la plupart des médecins qui ont suivi ces errements ; le plus souvent même on a constaté que ce régime augmente la glycosurie; aussi est-il généralement abandonné aujourd'hui.

Cependant on s'est élevé contre la proscription absolue du lait formulée par Bouchardat, Dujardin-Beaumetz et autres. Pour notre part, nous ne l'employons que dans les cas où les fonctions digestives sont très altérées, où l'estomac se refuse à l'ingestion soit de la viande, soit des corps gras, et surtout où l'acétonémie est imminente. Alors, mais alors seulement, nous avons eu à nous louer du régime lacté, mitigé ou même absolu, suivi pendant quelques jours jusqu'à ce que la réaction de l'acétone dans les urines ou les troubles digestifs aient disparu; chez certains diabétiques à la période de cachexie, il rend à ce titre de grands services.

Il va de soi d'ailleurs que nous autorisons assez volontiers les malades à prendre quelques cuillerées de lait dans leur aliment du matin, café ou thé; c'est une concession sans réel inconvénient, à laquelle beaucoup d'entre eux attachent un grand prix.

Enfin, dans les dyspepsies diabétiques, on peut se servir des laits fermentés, képhyr ou koumys, du premier surtout.

Boissons. — On admet, en général, que le diabétique doit boire à sa soif. En restreignant la quantité des boissons, on lui occasionnerait de réelles souffrances, tout en l'exposant aux dangers qui résultent soit de la déshydratation des tissus, soit de l'imprégnation des organes par le sucre imparfaitement éliminé. Cependant, comme l'ingestion en excès de liquides n'est pas sans entraver la fonction gastrique, et même, pour certains auteurs, active sensiblement la glycogénie, il est bon d'engager le malade à ne pas boire au delà de ce qui lui est absolument nécessaire.

Souvent le diabétique arrive à calmer passagèrement sa soif par tel ou tel artifice, par exemple en se gargarisant la bouche avec de l'eau additionnée d'un peu d'essence de menthe ou en suçant soit des pastilles de menthe faites sans sucre, soit des grains de café torréfié.

De toutes les boissons, l'*eau* est incontestablement la meilleure, soit glacée, soit, au contraire, sous forme d'infusion très légère, chaude ; il est des malades qui préfèrent les décoctions de substances amères comme le quinquina, le quassia amara, la petite centaurée. Enfin, il est assez avantageux de mettre dans l'eau une certaine quantité d'acide lactique ; car on sait que Cantani, puis Pawlinoff et Balfour, se sont servis de cette substance à titre d'aliment très oxydable, apte jusqu'à un certain point à remplacer le sucre dans l'économie. L'acide chlorhydrique peut servir aux mêmes fins.

Toutes les autres boissons ne sont pas sans inconvénients au point de vue de la glycosurie, d'autant qu'elles sont souvent ingérées en quantités énormes. Aussi l'embarras est-il grand pour le médecin de faire un choix à cet égard.

En ce qui concerne l'*alcool* que, sur la foi de Bouchardat, on recommandait jadis à titre d'excellent stimulant et d'aliment respiratoire de premier ordre, on s'accorde aujourd'hui, avec cet éminent hygiéniste lui-même, à en restreindre singulièrement l'usage. Il ne faut pas oublier, en effet, qu'à le prendre même très étendu, le diabétique peut arriver à en absorber une quantité considérable. C'est ainsi qu'on a cité l'exemple de malades qui ne pouvaient passer devant un café sans éprouver la tentation, parfois irrésistible, d'y absorber une boisson alcoolique : d'où une propension à l'imprégnation alcoolique, d'autant plus inquiétante que, comme l'a montré Lecorché, la cirrhose du foie n'est pas très rare dans le diabète. Aussi les boissons alcooliques ne sont-elles à recommander que dans le cas d'asthénie prononcée, et encore le médecin doit-il indiquer la dose qu'il convient de ne pas dépasser : 20 à 30 grammes par jour.

Le *vin* ne présente pas d'aussi grands inconvénients ; car on ne l'absorbe pas aussi volontiers que les boissons alcoolisées au cours de la journée ; il est même utile en ce sens qu'il restitue à l'économie les sels minéraux dont la prive l'interdiction des fruits. La ration quotidienne de vin prise aux repas, en l'étendant toujours d'eau, peut être fixée à un litre pour l'homme et à un demi-litre pour la femme. On doit donner la préférence aux vins vieux qui renferment moins de sucre que les vins jeunes. Il importe qu'ils soient naturels et non frelatés ; car les principes qui servent à la falsification, notamment des vins rouges, renferment beaucoup de matières amylacées. Inutile de dire que les vins doux et ceux de Champagne ne sauraient être autorisés, pas plus que les liqueurs sucrées.

Quant aux *bières*, nous les interdisons aux diabétiques : les unes, bières allemandes ou françaises, parce qu'elles contiennent trop de matières ternaires ; les autres, bières anglaises, parce qu'en outre elles sont trop alcoolisées. Il en est de même du *cidre* qui, comme la bière du reste, est d'autant plus nuisible qu'il désaltère seulement lorsqu'il est absorbé en grande quantité.

Ebstein et d'autres médecins préconisent les *boissons gazeuses* : chez certaines personnes, elles facilitent le travail de la digestion, à condition d'être prises au moment des repas. Bouchardat, cependant, les interdit.

Le *café* et le *thé* — non sucrés, bien entendu — rentrent dans le régime du diabétique ; toutefois, il est bon de se rappeler qu'ils renferment une certaine quantité d'hydrocarbures. Ainsi, pour Kœnig, une tasse de thé, préparée avec 5 grammes de feuilles, en contient 1 gramme environ, une tasse de café, le double. Les diabétiques, particulièrement ceux qui sont neurasthéniques, ne doivent donc pas abuser de ces boissons, ni surtout les prendre concentrées ; mieux vaut les étendre d'un peu de lait, ou mieux de crème.

On interdit généralement le *cacao* à cause de sa richesse en principes amylacés ; cependant certaines variétés n'en contiennent qu'une quantité relativement faible et, d'autre part, il ne faut pas oublier que le cacao constitue un aliment bien plus tonique et moins excitant que le café ou le thé, à recommander par conséquent aux névropathes.

En résumé, voici les grandes lignes du régime à suivre par les diabétiques : suppression absolue des aliments sucrés, réduction au minimum des féculents, y compris le pain et la pomme de terre, nourriture surtout composée de viandes, de graisses, d'œufs, de fromages, avec une certaine quantité de légumes verts et de salades ; boissons en proportion suffisante pour calmer la soif, en restreignant l'emploi du vin, de l'alcool et même des infusions théiformes.

Un semblable régime laisse assez de marge aux

malades qui sont en situation de mettre en œuvre tous les artifices culinaires; les menus qu'a rédigés Bouchardat à leur intention en font foi. Cependant il faut reconnaître que cet hygiéniste s'est montré beaucoup trop large et trop conciliant, surtout en ce qui concerne le gluten sous toutes les formes. Par contre, les personnes qui ne disposent que de ressources limitées éprouvent souvent beaucoup de difficultés à suivre ces prescriptions bromatologiques dans leur teneur absolue. Au médecin, dans ce cas, d'aviser et de tenir compte de ces conditions individuelles. D'ailleurs, on ne saurait trop le répéter et nous y reviendrons plus loin, il n'y a pas de régime du diabète; à chaque diabétique son régime particulier.

Terminons par quelques conseils qui ont également leur utilité : il faut recommander au malade de ne pas prendre plus de trois repas par jour, et de manger lentement en mastiquant avec le plus grand soin. Après les repas, un peu de mouvement, ou plutôt une promenade en plein air, vaut mieux pour lui que la sieste et surtout qu'une occupation sédentaire.

En outre, comme les altérations gingivales et dentaires sont très fréquentes dans le diabète, le malade devra essayer de les prévenir en se nettoyant, au moins après chaque repas, les gencives et les dents avec des poudres composées *ad hoc* (quinquina, cochléaria, etc.) et en se gargarisant la bouche plusieurs fois par jour avec des solutions antiseptiques, à l'acide borique, au menthol, au thymol, etc.

§ II — HYGIÈNE PHYSIQUE ET PSYCHIQUE

I. **Hygiène physique.** — Depuis Bouchardat les exercices physiques font partie intégrante de l'hygiène du diabète. Ses idées sur cette question ont trouvé leur sanction à la fois dans l'expérimentation et dans la clinique. Il est en effet acquis que le travail musculaire se faisant aux dépens des matières ternaires diminue la glycosurie. L'expérience de tous les jours démontre que les diabétiques se trouvent bien d'une vie active, en plein air. On a même, non sans raison, attribué en grande partie les heureux effets des cures thermales à l'existence que les malades mènent dans les stations hydrominérales.

D'ailleurs l'efficacité de l'exercice musculaire n'a pas lieu de surprendre, si l'on songe qu'il constitue un des éléments essentiels du traitement de la diathèse arthritique, dont relève si souvent le diabète sucré.

Mais ici encore, plus même que pour le régime alimentaire, il importe de rester dans une sage mesure. En effet, l'exercice forcé, alors surtout qu'il n'est pas précédé d'une période d'entraînement méthodique, entraîne une combustion hâtive et par suite incomplète de tous les éléments constitutifs de l'économie et en particulier des composés azotés ; il détermine ainsi l'accumulation dans les tissus des principes excrémentitiels et peut provoquer des processus d'auto-intoxication. Rien n'est plus dangereux pour le diabétique chez qui l'équilibre organique est déjà fort compromis. Le péril est surtout grand quand l'exercice détermine des sueurs profuses ; car il ne faut pas oublier que l'excrétion cutanée, qui n'entraîne qu'une très faible proportion de principes solides, s'effectue aux dépens de l'élimination par les reins, émonctoires bien plus actifs que la peau. Aussi n'est-il pas rare d'observer à la suite d'exercices trop violents ou trop prolongés, surtout lorsqu'il n'y a pas eu d'entraînement préalable, la production d'accidents acétonémiques et même d'accès soudains de coma diabétique imputables à une dépuration insuffisante de l'organisme.

Pareille chose est particulièrement à craindre dans le diabète à forme consomptive, où les muscles altérés et affaiblis n'arrivent plus à effectuer la combustion des déchets du travail musculaire.

D'autre part, chez beaucoup de diabétiques, il existe un certain degré d'asthénie, ou même de dilatation cardiaque et le surmenage du cœur, conséquence d'un travail exagéré, peut à lui seul occasionner des accidents très sérieux.

Enfin, comme les exercices violents donnent lieu souvent à des sudations très abondantes, particulièrement chez les arthritiques et les obèses, ils exposent à des refroidissements dont les suites peuvent être d'autant plus fâcheuses que chez les diabétiques les affections des voies respiratoires revêtent fréquemment les formes les plus graves.

Pour toutes ces raisons, nous ne saurions recommander en général les exercices trop prolongés, ceux surtout auxquels certains individus sont enclins à se livrer sans mesure, comme la chasse ou le canotage; ils ne peuvent guère être conseillés qu'aux petits diabétiques arthritiques et, encore à la condition de ne pas entraîner trop de fatigue. Dans les cas où le diabétique est vigoureux et résistant, nous donnons la préférence au vélocipède qui nécessite des mouvements actifs assez intenses, mais en recommandant soigneusement aux malades de ne pas précipiter l'allure pour éviter une transpiration trop abondante. Sur le même rang se placent l'équitation, les jeux de paume ou de boule, exercices qui ont l'avantage de se faire en plein air, ou l'escrime, et par-dessus tout le billard, précieuse ressource dans la mauvaise saison ou après les repas. Restent enfin certains travaux manuels, moins attrayants peut-être, et où partant l'excès est moins à craindre, comme la menuiserie, le jardinage, ou les opérations de fendre, de scier, de tourner le bois.

Pour les femmes nous ne pouvons que nous associer aux conseils de Bouchardat : « Nous leur prescrivons, dit-il, les travaux les plus actifs de ménage, notamment ceux qui commandent l'action des jambes, plutôt que la station sans marche. Nous insistons sur l'utilité des jeux qui mettent tout le corps et surtout les bras en mouvement, tels que le billard, les jeux de volant, de paume, le piano à pédale, la danse, sans oublier les travaux actifs du jardinage. »

Tous ces exercices ne sont de mise que chez les diabétiques encore résistants, en les proportionnant à leurs forces, et en évitant toujours l'excès de fatigue qui se traduit par la diminution de l'appétit et l'amaigrissement ; chez ceux qui sont en voie de consomption, ils offriraient de graves inconvénients. A ces derniers on ne peut guère que conseiller la vie et les promenades en plein air qui stimulent l'appétit, régularisent le processus nutritif, et activent les fonctions respiratoires. Un médecin de Hambourg, Düring, inventeur d'une méthode de traitement très connue en Allemagne, faisait de ce genre d'exercices un élément essentiel de la cure antidiabétique ; il conseillait à ses malades de faire après chacun des trois repas une promenade d'une à deux heures, selon leurs forces. A juste titre aussi, il tenait à ce qu'ils eussent toujours les fenêtres ouvertes, jour et nuit, pour ne jamais respirer dans une atmosphère confinée.

Mais il est beaucoup de diabétiques qui pour divers motifs, tels que torpeur morale, embonpoint excessif, occupations sédentaires, ne veulent ou ne peuvent suivre à cet égard les prescriptions médicales que d'une manière bien rudimentaire. Dans ces cas, il faut recourir à ce que nous appellerons les exercices artificiels. Ici trouve sa place la *gymnastique* et surtout la gymnastique suédoise, d'après la méthode de Zander, où s'associent très avantageusement les mouvements mécaniques les plus variés et le *massage*. Ces « cures de mouvement » produisent quelquefois des effets remarquables, mais à condition d'être méthodiquement dirigées et employées avec prudence.

Dans le même ordre d'idées rentrent les *frictions* sur tout le corps, soit sèches au gant de crin, soit avec une flanelle imbibée d'alcool. Très utiles à la suite d'exercices quelque peu violents, elles constituent également une pratique excellente pour les individus trop sédentaires. En dehors de leur action stimulante, elles aguerrissent le diabétique contre les refroidissements si dangereux pour eux. Düring recommandait les enveloppements au drap mouillé suivis de frictions prolongées.

Si, en qualité de neurasthéniques, un certain nombre de diabétiques se trouvent bien de l'*hydrothérapie*, il en est cependant beaucoup qui réagissent mal après la douche, et, par conséquent, n'en retirent aucun bénéfice. D'ailleurs, aux uns c'est l'eau froide, aux autres l'eau chaude qui réussit le mieux. En général, la douche chaude, suivie d'un massage vigoureux, comme on le fait à Aix en Savoie, donne les meilleurs résultats.

Plus utiles d'ordinaire que l'hydrothérapie sont les bains tièdes ou plutôt frais, peu prolongés, mais renouvelés fréquemment, deux ou trois fois par semaine. On assure ainsi le bon fonctionnement de la peau et on la maintient dans un état de propreté absolue; condition indispensable chez le diabétique dont le tégument cutané est exposé aux éruptions et aux ulcérations qui manifestent une remarquable torpidité, ou aux inflammations qui revêtent souvent un caractère gangréneux. On se trouvera bien, surtout chez les diabétiques asthéniques, de mettre dans le bain des substances aromatiques stimulantes comme la teinture de benjoin. Lorsque la peau est le siège de démangeaisons, les douches tièdes et les bains gélatino-sulfurés préparés par exemple avec 30 grammes de sulfure de sodium et 500 grammes de gélatine sont très utiles.

Quant aux bains de vapeur, ils doivent être formellement interdits aux diabétiques ; rien n'est plus illogique, pour des raisons que nous avons mentionnées plus haut, que de suractiver ainsi brusquement la fonction sudorale, ce qui se fait toujours aux dépens de la fonction rénale.

Disons enfin que les diabétiques doivent porter, été comme hiver, des vêtements de dessous en flanelle ou en tissu de laine pour se garer des refroidissements et, pour le même motif, se tenir en hiver dans des chambres convenablement chauffées.

mais où le renouvellement de l'air soit assuré.

II. **Hygiène psychique.** — L'origine du diabète est souvent d'ordre cérébral ; la neurasthénie est un des attributs de la maladie ; c'est assez dire quelle importance y présente l'hygiène psychique.

Bouchardat a résumé ses desiderata pour le diabétique dans les termes suivants : « Combattre ses passions, éviter la colère, les préoccupations tristes, la contention d'esprit trop soutenue ; éviter aussi le désœuvrement. Pour cela, il convient de régler son temps, afin d'avoir pour chacune des heures des occupations déterminées qui utilisent alternativement les forces du corps et de l'esprit. En un mot, vivre autant que possible en paix et en joie, avec des habitudes journalières sagement ordonnées ». On ne saurait mieux dire ; mais, ainsi que le fait remarquer Lecorché, cela est plus facile à prescrire que facile à exécuter. En tout cas, comme les soucis, les préoccupations, peuvent, non seulement augmenter la glycosurie, mais encore déterminer des acciden's de coma diabétique, il faut, quand la chose n'est pas impossible, faire abandonner au malade les professions ou les carrières qui l'exposent à des chocs soudains, l'amener surtout à renoncer à la politique, au jeu, aux spéculations de bourse. Il doit, dit excellemment Lecorché, se borner à une vie tranquille, suffisamment active pour l'occuper, assez uniforme pour ne pas le préoccuper. En outre, comme au diabétique, « ce colis fragile, » il faut épargner tout heurt, toute secousse, les personnes de son entourage devront s'attacher à lui éviter, dans la mesure du possible, les émotions vives qui pourraient très rapidement aggraver son état.

Que la guérison survienne, ces prescriptions n'en

conservent pas moins leur valeur ; car il arrive souvent que des infractions à cette ligne de conduite entraînent une récidive, plus grave parfois que la première atteinte de la maladie.

62 HYGIÈNE PSYCHIQUE DU DIABÈTE
conservent pas moins leur valeur ; car il arrive souvent que des infractions à cette ligne de conduite entraînent une récidive, plus grave parfois que la première atteinte de la maladie.

CHAPITRE III

Exposé critique des principales médications pharmaceutiques du syndrome diabète sucré.

Considérations générales. — Lorsqu'on passe en revue les innombrables médications du diabète sucré, on pourrait être tenté de conclure de cette diversité dans les remèdes employés à l'impuissance de l'intervention pharmaceutique. Que le traitement rationnel du diabète soit encore à trouver, le fait n'est pas douteux; il en sera ainsi aussi longtemps que sa pathogénie n'aura pas été entièrement élucidée. Mais de là à partager le scepticisme de tant de médecins, qui les a amenés à se confier presque exclusivement aux prescriptions hygiéniques, il y a loin. La thérapeutique exerce en effet une action incontestable sur les éléments principaux du syndrome diabétique, sur deux d'entre eux notamment, la glycosurie et la cachexie progressive, de même qu'elle influence puissamment deux facteurs morbides qui jouent un rôle prépondérant dans certaines de ses modalités, la dyscrasie arthritique et les perturbations du système nerveux.

En réalité les insuccès de l'intervention pharmaceutique tiennent en grande partie à ce qu'on a cru à la possibilité d'un traitement univoque qui fût applicable à toutes les variétés de diabète : dans cette voie, l'échec était inévitable puisque, comme nous avons essayé de le montrer, nous avons ici à combattre non une *maladie* toujours identique à elle-même, dans ses grandes lignes du moins, mais un *syndrome* qui affecte des allures très variables suivant les conditions où il se développe. Il s'ensuit qu'il faut soigneusement distinguer la *médication* du *syndrome* et la *médication anticausale.*

La première ne varie guère suivant les cas; mais elle ne présente qu'une efficacitée limitée lorsque l'état des forces ou des voies digestives interdit une thérapeutique active; elle n'est d'ailleurs que palliative quand la cause de la maladie nous échappe — et il en est ainsi dans les formes les plus graves, — ou demeure inaccessible à nos moyens d'action. La seconde, dont les indications sont assez précises et les agents puissants dans certains cas (diabètes arthritique ou purement neurasthénique) n'est pas de mise, perd nécessairement tous ses droits quand le *primum morens* du diabète nous est inconnu (diabète grave dit pancréatique). Ainsi quasi désarmés contre certaines variétés du diabète où nous ne devons songer qu'à ralentir les progrès du mal, notre champ d'action est très étendu dans d'autres, les plus fréquentes à coup sûr, où nous pouvons espérer une amélioration nette et durable, parfois même une guérison absolue.

De ces considérations générales découle que notre exposé thérapeutique devra être scindé en deux parties; nous étudierons d'abord, dans ce chapitre, l'influence des agents pharmaceutiques sur le syndrome diabète envisagé en lui-même, indépendamment des formes qu'il revêt, pour aborder ultérieurement la médication anticausale, ou, en d'autres termes, pour exposer le traitement des diverses formes du diabète. Nous ne nous dissimulons pas d'ailleurs que nous nous heurterons dans cette voie à de graves difficultés : car, d'une part, la plupart des auteurs ne s'étant pas placés à ce point de vue, leurs conclusions sont sujettes à caution, et, de l'autre, certains remèdes ont droit de cité à la fois dans la médication du syndrome et la médication anti-causale ; tels les alcalins, utiles aussi bien contre le symptôme glycosurie que contre la dyscrasie arthritique.

Toute classification des médicaments employés contre le diabète sucré est fatalement arbitraire, puisque leur mode intime d'action nous est le plus souvent inconnu. Celle que nous allons suivre a du moins l'avantage, à défaut d'autres mérites, de réunir les agents thérapeutiques qui interviennent au même titre dans le diabète.

Nous les répartissons en six *groupes* de la manière suivante :

1° *Modificateurs généraux de la nutrition*, dirigés contre la dyscrasie diabétique dans ses éléments principaux : alcalins, opiacés, arsenicaux, iodure de potassium.

2° *Nervins*, qui visent l'élément névropathique : bromure de potassium, antipyrine, valériane.

3° *Modificateurs de la polyurie :* nervins et en outre seigle ergoté, belladone, etc.

4° *Modificateurs de la glycosurie*, appelés à diminuer la glycosurie, soit en enrayant les fermentations sucrées (antizymotiques), soit en activant la combustion du sucre dans les tissus (oxygène, chlorate de potasse, ferments, etc.).

5° *Toniques*, qui s'adressent à la note adynamique :

quinquina, quinine, fer, amers, huile de foie de morue, etc.

6° *Médications diverses.* Sous ce titre, nous comprendrons quelques médicaments qui ne peuvent pas encore être classés, myrtille, jambul, etc...

Il suffit de jeter un coup d'œil sur cette classification pour constater que les agents thérapeutiques qui s'adressent à tous les éléments du syndrome morbide figurent dans la première catégorie, tandis que sous les autres rubriques se placent ceux qui ne visent qu'un des facteurs de l'entité pathologique, tels que l'hyperglycémie, la dépression nerveuse, la cachexie.

Les premiers sont considérés par Lecorché comme des médicaments antidiabétiques complets : dénomination inexacte selon nous puisque, la médication anticausale devant toujours se joindre à celle du syndrome partout où la chose est possible, on ne saurait considérer comme remplissant toutes les indications les traitements qui ne s'adressent pas en même temps aux divers éléments symptomatiques du complexus diabétique et à l'état morbide primordial, dont celui-ci n'est que l'expression. Ainsi, pour prendre un exemple, dans le diabète arthritique, la thérapeutique doit viser à la fois l'affection diabétique et la dyscrasie arthritique, sous peine de n'accomplir qu'imparfaitement sa mission.

§ Ier — MODIFICATEURS GÉNÉRAUX DE LA NUTRITION

Nous rangeons sous cette rubrique les alcalins, les opiacés, les arsenicaux et l'iodure de potassium.

Alcalins. — Les premiers en date dans la thérapeutique du diabète sucré, puisque Willis les a déjà préconisés, les alcalins s'y sont toujours maintenus à une place d'honneur. Quoique bien des médecins, surtout en Allemagne, leur aient dénié toute action curative, la grande majorité continue à les employer ; ils doivent cette faveur, dans une très large mesure, à l'efficacité bien connue des stations hydrominérales alcalines dans cette maladie.

C'est d'ailleurs sur le terrain de l'observation clinique, et sur ce terrain seul, qu'il faut se placer pour déterminer la place des alcalins dans la cure du diabète ; car, en ce qui concerne leur mode intime d'action, les idées les plus contradictoires ont cours dans la science, toutes les recherches expérimentales ayant eu, en quelque sorte, leur contre-partie. Pour nous en tenir à ce qui intéresse directement le diabète, les interprétations les plus dissemblables ont été émises, les unes manifestement erronées, les autres purement hypothétiques. C'est ainsi que Mialhe se servait des alcalins pour remédier au défaut d'alcalinité du sang, auquel il attribuait l'hyperglycémie ; or, il est démontré aujourd'hui que chez le diabétique la réaction du sang n'est pas altérée. D'autre part, Cornillon et Brétet ont admis que les alcalins entravent l'action des diastases de l'appareil digestif sur l'amidon. Lomikowsky a prétendu qu'ils annihilent le ferment glycogénique du foie, tandis que, pour Pavy, ils exerceraient une influence sur le système nerveux qui commande la glycogénèse ; récemment enfin, Lépine a émis l'hypothèse qu'ils modifient le ferment glycolytique du pancréas. Toute sanction expérimentale fait défaut à ces diverses conceptions.

On tend aujourd'hui à croire que l'action des alcalins dans le diabète est complexe et qu'ils y interviennent à plusieurs titres. En dehors de leurs propriétés eupeptiques, on leur attribue une influence, mal définie d'ailleurs, sur les fermentations gastrique et intestinale, et aussi sur l'élaboration dans l'économie des principes amylacés et sucrés; enfin, et surtout, on les regarde comme des modificateurs généraux de la nutrition.

Mais, à ce dernier point de vue, des opinions diamétralement opposées se partagent les esprits. Ceux qui imputent le diabète à un ralentissement de la vie organique invoquent les recherches de Mialhe, de Chevreul et Magnus, de Martin-Damourette, d'Hyades, pour soutenir que les alcalins impriment une impulsion vigoureuse aux actes intimes de la nutrition. D'autres, au contraire, qui voient dans cette maladie le résultat d'une suractivité des échanges, prétendent que ces agents ralentissent les combustions : telle est la thèse d'Albert Robin, de Quinquaud et enfin de Lecorché qui invoquent, à l'appui de cette opinion, les recherches expérimentales et cliniques d'après lesquelles l'administration des alcalins diminuerait l'excrétion des déchets de la nutrition, comme l'urée. Enfin, pour certains expérimentateurs (Feltz, Rabuteau), l'effet des alcalins varierait suivant les quantités employées : à faibles doses, ils activeraient la nutrition, tandis qu'à dose moyenne ils modéreraient le mouvement désassimilateur. Les faits expérimentaux sont donc contradictoires ; les données cliniques ne le sont guère moins. S'il est vrai que, chez la plupart des diabétiques, les alcalins diminuent l'excrétion de l'urée aussi bien que du sucre, par contre, dans l'azoturie pure, ils n'ont aucune efficacité.

Pour nous, la cause n'est pas jugée et l'on se ratproche de la vérité en se bornant à constater que les alcalins appartiennent à la classe des altérants, c'est-à-dire des substances qui, par un mécanisme encore indéterminé, influencent l'économie de telle sorte qu'aux élaborations défectueuses des humeurs succèdent des élaborations normales et qui ainsi enraient soit, comme dans les affections inflammatoires, des genèses pathologiques, soit, comme dans le diabète, un processus dyscrasique.

Si les effets physiologiques des alcalins ne nous apprennent que fort peu de chose sur leurs applications thérapeutiques, c'est à l'expérience clinique qu'il faut les demander. Or que constatons-nous à cet égard? Chez beaucoup de diabétiques, l'administration prolongée des alcalins amène une très notable atténuation des phénomènes morbides : la glycosurie diminue dans des proportions de jour en jour plus accusées ; *pari passu* la polyurie, la boulimie, la soif se rapprochent de la norme ; enfin, lorsqu'ils étaient azoturiques au début du traitement, la médication abaisse le taux de l'urée excrétée, tandis qu'elle ne le modifie pas sensiblement chez ceux qui ne se trouvaient pas dans ce cas. Mais, à côté de ces faits où l'efficacité des alcalins est patente, il en est d'autres où ils n'entraînent qu'une très légère amélioration, où ils n'influencent que d'une manière absolument insuffisante le processus morbide. Or, à voir les choses de près, c'est surtout dans les cas de diabète arthritique que la médication alcaline possède une action curative, tandis que, dans les autres, elle a des effets beaucoup moins accusés, beaucoup moins durables.

Ainsi sans contester que, grâce sans doute à leur action sur les voies digestives, les alcalins peuvent rendre des services dans toutes les formes de diabète, nous croyons qu'il faut surtout utiliser en eux leurs propriétés anti-arthritiques.

Une dernière question se pose : à quelle dose doit-on les prescrire? Donnera-t-on jusqu'à 20 grammes par jour de bicarbonate de soude, comme le faisait Mialhe, ou abaissera-t-on la dose jusqu'à ne prescrire qu'un ou deux verres d'eau de Vichy, à l'exemple de certains médecins qui s'imaginent instituer de la sorte une médication alcaline sérieuse. En thèse générale, nous ne sommes pas partisans des doses trop massives ; car si, par leur présence, les alcalins altèrent les humeurs et y deviennent les agents de réactions qui peuvent tourner au bénéfice des malades, il ne faut pas méconnaître que ces réactions conduisent à l'intoxication, lorsqu'elles s'exercent sur une trop large échelle. C'est dans ce sens que peut être défendue la thèse de la cachexie alcaline, à laquelle Trousseau, avec sa légitime autorité, a donné une si grande popularité scientifique. Il faut donc se servir de doses moyennes, surtout dans les cas où les alcalins ne sont employés que comme eupeptiques et ne se montrer hardi que là où ils sont appelés à modifier un état dyscrasique, comme l'arthritisme, qui commande une médication à la fois vigoureuse et longtemps soutenue.

On a employé dans le diabète de nombreuses préparations alcalines : sels de soude, de potasse, d'ammonium, de calcium, de lithium.

Sels de soude. — Nous avons à mentionner ici le bicarbonate, le salicylate, le benzoate et le citrate. Quant au bromure et à l'iodure de potassium ou de sodium, comme ils ne sont pas utilisés à titre d'alcalins, leur place n'est pas ici.

Le *bicarbonate de soude* est certainement de tous ces médicaments celui auquel on a recours le plus souvent dans le diabète. Nous ne reviendrons pas ici sur ses propriétés, car c'est lui que nous avons eu particulièrement en vue dans notre étude générale de la médication alcaline; il en est, en effet, à nos yeux, l'agent par excellence. Pour nous qui l'associons d'habitude, ainsi qu'on le verra plus loin, à d'autres composés alcalins, comme certaines eaux minérales ou le sel de Carlsbad, nous l'employons à doses moyennes, 2 grammes à chaque repas, dans le diabète arthritique, à doses souvent plus faibles dans les variétés malignes de la maladie, où son indication dépend surtout de l'état des voies digestives.

Salicylate de soude. — Nous plaçons ici le salicylate de soude, bien qu'à l'origine il ait été expérimenté à titre d'antizymotique, et parallèlement à l'acide phénique, par Ebstein. C'est qu'en effet il agit surtout, comme le fait remarquer Lecorché, à titre de sel alcalin.

Le salicylate de soude a trouvé en Allemagne de très nombreux défenseurs : Müller, Müller-Warneck, Purjesk, Ryba et Plumert, Fürbringer, Peters, Kamen, etc. On l'y administre en général à dose élevée, de 5 à 8 grammes et même davantage par jour. La plupart de ces auteurs en ont obtenu des effets excellents; sous son influence, la glycosurie et la polyurie diminueraient très vite, en même temps que l'amaigrissement s'arrête. C'est surtout contre la dénutrition que ce médicament serait utile; pour Kamen, alors même que la glycosurie n'est pas modifiée par le salicylate, la déchéance organique est enrayée.

Cependant Frerichs, très sceptique d'ailleurs en tout ce qui concerne l'intervention pharmaceutique dans le diabète, n'a eu que des insuccès avec le salicylate ; d'après lui, s'il se produit parfois une amélioration, elle n'est que passagère et le résultat final est négatif.

Nous pensons avec Lecorché que ce médicament, d'un maniement d'ailleurs assez difficile, n'est guère indiqué que dans le diabète survenant chez les uricémiques, où il active l'élimination de l'acide urique. En tous cas, on ne doit pas le donner à des doses élevées susceptibles d'amener rapidement des troubles gastriques et intestinaux ; les bons effets qu'on peut en attendre s'obtiennent tout aussi bien, les faits de Hoig et de Cruppi le prouvent, avec des doses moyennes, de 3 à 4 grammes et même moins. D'ailleurs son emploi ne peut être prolongé pendant assez longtemps pour influencer d'une manière durable la dyscrasie goutteuse ; aussi, sauf dans les cas où il existe des accidents névralgiques, lui préférons-nous le bicarbonate de soude ou le carbonate de lithine.

Le *benzoate de soude* doit être considéré comme un succédané du salicylate ; il est, il est vrai, moins actif, mais aussi beaucoup moins toxique. Aussi peut-on l'employer à doses élevées, de 1 à 3 grammes par jour ; sa place nous paraît être surtout dans les cas de diabète où l'on observe des accidents de lithiase rénale, avec des phénomènes d'irritation du côté des voies urinaires. Volontiers, nous le prescrivons alors associé avec le bicarbonate de soude ou un sel de lithine.

Enfin, nous ne ferons que signaler le *citrate de soude* recommandé par Reynolds contre le diabète compliqué d'acétonémie et aussi le *chlorure double d'or et de sodium*, qu'a employé avec succès Robinson dans deux cas, à la dose de 2 milligrammes répétée deux ou trois fois par jour. Ce médecin aurait réussi, en l'espace de deux mois, à faire disparaître tous les accidents morbides.

Sels de potasse. — C'est à Bouchardat que les sels de potasse doivent d'avoir été expérimentés dans le diabète. Il les préférait aux sels de soude en raison de leur élimination plus rapide et aussi de la solubilité plus grande de l'urate de potasse, ce qui en justifierait l'emploi chez les diabétiques uricémiques. Or les recherches expérimentales infirment ces assertions de Bouchardat ; en outre, si l'on a exagéré l'action toxique des sels de potasse sur l'économie, il n'en est pas moins acquis qu'ils sont moins bien tolérés par l'estomac, et surtout par les intestins, que leurs congénères sodiques. Aussi ne peut-on les donner à aussi hautes doses que ces derniers. D'ailleurs, en thèse générale, suivant la remarque de Lecorché, ils leur sont également très inférieurs en ce qui concerne leur action sur les échanges nutritifs.

Nous ne ferons que mentionner pour mémoire deux préparations sodiques qu'a utilisées Bouchardat : le *bicarbonate de potasse*, qu'il prescrivait à la dose de 2 à 5 grammes par jour, et le *sel de Seignette* ou tartrate double de potasse et de soude, qu'il recommandait tout spécialement. Il donnait ce dernier médicament à la dose de 10 grammes par jour dans l'eau, prise en dehors ou au moment des repas, et en outre proposait de le substituer dans les préparations culinaires au chlorure de sodium.

Sels ammoniacaux et de chaux. — Les sels d'ammoniaque ont été recommandés dans le diabète, moins à titre d'alcalins que sous l'influence d'idées théoriques, trop manifestement erronées pour que nous nous y arrêtions. Le *carbonate d'ammoniaque* a été préconisé par plusieurs médecins, Bouchardat, Durr, Neumann, Barlow, Pavy, Adamkiewicz, etc.; ils l'ont employé à la dose de quelques grammes, pur ou associé au rhum ou à la thériaque. Guttmann l'a prescrit *larga manu* (20 grammes par jour). Adamkiewicz dit aussi avoir utilisé avec avantage le *citrate d'ammoniaque*. Quelle que soit l'efficacité, d'ailleurs problématique, de ces sels, leur action irritante ne permet pas, ce semble, d'y recourir à doses assez élevées, ni d'une manière assez soutenue pour qu'ils puissent rendre de réels services.

Nous en dirons autant de *l'eau de chaux*, médicament abandonné aujourd'hui et que nous ne mentionnerions point, s'il ne possédait pas des droits d'ancienneté : il a été en effet employé par Rollo, Willis et Fothergill.

Sels de lithine. — Introduits dans la thérapeutique par Garrod qui leur reconnaissait une grande efficacité dans le traitement des affections goutteuses, les sels de lithine, *carbonate* ou *benzoate*, sont considérés par quelques médecins comme des succédanés de leurs congénères sodiques; il en est même qui attribuent aux traces de lithine qu'elles renferment l'action bienfaisante des eaux alcalines dans le diabète, comme dans les affections arthritiques. La preuve n'est pas faite à cet égard. Cependant, en raison sans doute de l'extrême solubilité de son urate, la lithine possède une réelle utilité dans le diabète goutteux, à côté du bicarbonate de soude. Nous l'avons parfois administrée avec avantage dans ces conditions, mais à doses assez faibles, 60 centigrammes par jour.

On se rappelle les bons résultats que Martineau

dit avoir obtenus de l'association de la lithine à l'arsenic; il prescrivait 0 gr. 20 de carbonate de lithine et 5 milligrammes d'arséniate de soude dans un litre d'eau de Seltz. Il affirmait ainsi avoir guéri soixante-dix diabétiques sur soixante-seize. Tout en ne partageant pas absolument cet optimisme, Dujardin-Beaumetz s'est également bien trouvé de cette association. Aux deux repas, il donne, dans un verre d'eau de Vichy ou de Vals, 50 centigrammes de carbonate de lithine avec trois gouttes de liqueur de Fowler. C'est une bonne méthode thérapeutique, à la condition toutefois d'élever graduellement, comme nous le verrons plus loin, la dose d'arsenic.

Opiacés. — A côté des alcalins, doivent se placer les opiacés; car eux aussi ont conquis depuis bien longtemps droit de cité dans le traitement du diabète sucré, à l'époque où cette maladie était encore confondue avec le diabète insipide. Leur action est peut-être encore plus tangible que celle des alcalins; car on ne saurait contester que, dans certains cas, ils diminuent à la fois la glycosurie, la polyurie, la soif, la boulimie, et enfin enraient l'amaigrissement. Ce seraient donc des médicaments antidiabétiques complets, au sens de Lecorché. Malheureusement leur influence sur le processus diabétique n'est que passagère et disparaît aussitôt qu'on en suspend l'usage. Or cette médication ne peut être continuée pendant plusieurs semaines comme le traitement alcalin; car singulièrement périlleuse pourrait être l'imprégnation thébaïque chez des individus déjà exposés par leur maladie même aux auto-intoxications. Enfin, aux doses où l'on peut employer sans danger sérieux les opiacés, leur action est parfois trop peu prononcée, ou s'épuise trop vite pour compenser leurs inconvénients. Il est, en effet, maints malades qui supportent très mal l'opium, chez qui il entraine promptement la disparition de l'appétit, de la sécheresse de la peau, une constipation rebelle, enfin un état d'asthénie générale, tous phénomènes particulièrement inquiétants chez le diabétique. Dans ces cas il faut renoncer à l'employer à doses suffisantes pour être réellement efficaces.

Avant d'étudier les indications de l'opium, voyons d'abord comment, de par l'expérimentation, on peut expliquer son action. Qu'il déprime la sécrétion urinaire, qu'il émousse l'appétit et diminue la soif comme tous les appétits organiques : ce sont autant de faits au sujet desquels il n'y a pas de dissidences parmi les physiologistes. Mais comment concilier cette donnée clinique que l'opium enraie la glycosurie avec les expériences célèbres de Claude Bernard et de plusieurs autres où cette substance, suractivant le fonctionnement du foie, a déterminé une élimination passagère de sucre par les urines?

Mentionnons à cet égard une hypothèse de Lépine; pour lui l'opium exercerait une action inhibitive sur le ferment glycolytique.

Quelle est enfin l'action des opiacés sur le mouvement nutritif? La question se pose dans les mêmes termes, reste aussi obscure qu'en ce qui concerne les alcalins. Stimulent-ils la vie organique, comme le pensait la vieille médecine, ou au contraire, comme le soutiennent Böcker, Pécholier, Lecorché, auraient-ils pour effet d'enrayer les combustions dans l'économie? Cette dernière opinion semble plus plausible à en juger par le morphinisme expérimental où les sécrétions, sauf celle de la peau, sont diminuées, de même que la quantité d'acide carbonique et d'urée éliminée. Mais cette formule ne saurait être prise dans un sens absolu ; car, sur bien des points, ce médicament à actions essentiellement contradictoires se révèle à nous comme possédant des propriétés qu'on ne saurait théoriser, et qui ne se décèlent que par les faits cliniques.

Diverses préparations opiacées ont été utilisées dans le diabète : c'est à la *thériaque* que les auteurs anciens accordaient la préférence. Bouchardat encore trouvait que, par sa composition complexe (opium, fer, amers, gommes, gommes-résines), elle réunit les avantages des opiacés, des corroborants, des stimulants. Néanmoins, il y ajoutait souvent un, deux, trois centigrammes d'opium. En Angleterre on emploie fréquemment la *poudre de Dower ;* mais ces deux médicaments sont trop pauvres en opium pour se prêter à une médication opiacée intensive.

Aujourd'hui, on se sert surtout de *l'extrait thébaïque,* qui est employé à des doses très variables suivant les auteurs. Quelques-uns le prescrivent *larga manu.* C'est ainsi, par exemple, que Tommasini commençait par dix centigrammes par jour pour arriver à 1 gr. 50, dose que Cantani a vue parfaitement supportée, et même à deux grammes et que Mac Gregor est allé jusqu'à 90 grains (un peu moins de 6 grammes).

La plupart des médecins ne suivent pas ces errements ; Fonssagrives ne dépassait pas quarante centigrammes, Peter ne donnait que dix centigrammes, et encore à doses fractionnées ; enfin Lecorché se contente de cinq centigrammes dans les cas légers ou moyens, mais n'hésite pas à s'élever jusqu'à cinquante centigrammes dans les cas graves.

On a également donné la *morphine,* soit par la voie

buccale, à la dose de 0 gr. 15 (Pavy), et de 0 gr. 25 (Kratschmer), soit en injections hypodermiques. Kratschmer l'a même vue diminuer la glycosurie, alors que le régime restait riche en féculents. En injections sous-cutanées on a été jusque vingt et vingt-cinq centigrammes par jour.

Enfin la *codéine* a trouvé des défenseurs, surtout en Angleterre, Smith et Pavy par exemple; mais Lindsay et Frerichs en contestent l'efficacité. Nous n'en sommes pas surpris, puisqu'à tous égards la codéine est un médicament infidèle, la moins active des préparations opiacées, chez l'homme du moins.

Pour notre par nous employons soit l'opium brut, soit l'extrait thébaïque, presque toujours associés à un sel alcalin. Nous débutons par une dose de vingt centigrammes pour la première de ces substances, de dix centigrammes pour la seconde. en ayant soin de la fractionner, sous forme de cachets ou de pilules de 0 gr. 04 ou 0 gr. 02. Dans les cas moyens, nous élevons la dose de manière à arriver en une semaine environ à celle soit de 40 à 60 centigrammes d'opium brut, soit de 20 à 30 centigrammes d'extrait; puis. après quelques jours. nous diminuons progressivement la dose pour enfin suspendre au bout de trois semaines au plus la médication opiacée. Dans les cas graves une plus grande prudence s'impose; car il faut craindre par-dessus tout que l'appétit se perde, que des phénomènes d'asthénie gastrique ou de dépression générale ne se produisent. D'ailleurs, notre confiance dans cette thérapeutique. comme du reste dans toute médication perturbatrice. est ici très limitée.

Enfin, pour peu qu'il y ait, soit état cachectique, soit perturbation des fonctions digestives, soit enfin phénomènes d'intoxication, l'opium est absolument contre-indiqué; car dans ces cas son action dépressive, même à faibles doses, pourrait rapidement se faire sentir et aggraver brusquement la situation du diabétique.

En ce qui concerne la morphine, nous ne voyons aucune raison de la préférer aux autres préparations opiacées; quant aux injections hypodermiques, il n'y a, ce semble, qu'inconvénients à mettre ainsi sans utilité réelle la seringue de Pravaz entre les mains des malades.

Arsenicaux. — Les opinions les plus contradictoires se sont produites au sujet de la valeur thérapeutique de l'arsenic, dans lequel les uns ont vu un médicament antidiabétique complet, tandis que les autres lui dénient toute efficacité. Pour éviter une énumération fastidieuse des médecins qui l'ont employé et ne mentionner que les plus autorisés, nous citerons dans le groupe de ses partisans Hogg, qui le premier retira de bons effets de la médication arsenicale, Trousseau, Devergie et Foville, Jaccoud, Martineau, Dujardin-Beaumetz, Lecorché; dans le groupe de ses détracteurs, Berndt qui le premier l'expérimenta, Cantani, Frerichs, etc.

Ici nous nous trouvons en présence de quelques faits expérimentaux positifs. Ils plaident en faveur de l'action antiglycosurique des arsenicaux: c'est ainsi que Saikowsky a constaté que le foie des animaux soumis à l'usage de l'arsenic ne présente plus trace de substance glycogène, et ce avant qu'aucun phénomène d'intoxication se soit produit. De même Saikowsky et Frerichs ont tous deux signalé ce fait que, chez les animaux intoxiqués par l'arsenic, la piqûre du plancher du quatrième ventricule détermine peu ou point de glycosurie. Les expériences plus récentes de Quinquaud sont absolument confirmatives des faits avancés avant lui ; notre collègue a constaté que l'on peut piquer le plancher du quatrième ventricule chez des animaux auxquels l'on a au préalable injecté une douzaine de gouttes de liqueur de Fowler sans que le sucre apparaisse dans les urines et qu'en même temps l'analyse du sang et du foie y révèle une proportion de glycose moindre qu'à l'état normal. L'arsenic aurait donc une action manifestement inhibitive de la fonction glycogénique.

Mais quelle influence exerce-t-il sur les autres éléments du syndrome diabétique? A cet égard, l'expérimentation reste muette. Elle ne nous renseigne pas davantage sur ses propriétés à l'égard des mutations organiques. Or on peut affirmer que, par-dessus tout, l'arsenic est un modificateur de la nutrition. A en juger par son efficacité indéniable dans la scrofule et certaines anémies, c'est parmi les stimulants des processus nutritifs qu'il devrait être rangé. Néanmoins l'accumulation de la graisse chez les animaux arséniqués semble témoigner d'un ralentissement des combustions organiques. Ici encore, il serait plus que prématuré de vouloir rationaliser les indications thérapeutiques et l'on ne peut que s'en tenir à cette formule élastique : l'arsenic est un altérant.

Or cette modification dans les échanges, la clinique seule peut nous apprendre si ce médicament l'oriente dans un sens favorable chez le diabétique. On vient de voir que les avis sont partagés à cet égard. D'après les faits que nous avons observés, nous n'hésitons pas à reconnaître à l'arsenic une action réelle sur le syndrome diabétique, dans un certain nombre de cas du moins. Il est beaucoup de malades qui, sous son influence, voient leur glycosurie et parallèlement leur polyurie diminuer pendant que l'embonpoint et les forces reviennent, qui, en un mot, lui doivent une très réelle euphorie. L'azoturie surtout, plus que la glycosurie, est favorablement influencée, de sorte que la désassimilation excessive du diabétique est enrayée.

L'arsenic est, croyons-nous, particulièrement utile aux diabétiques affaiblis et émaciés, de même qu'à ceux qui présentent un tempérament lymphatique; on peut aussi y recourir lorsqu'il y a menace de lésions pulmonaires. Enfin on ne doit pas oublier qu'il constitue le meilleur des toniques pour les arthritiques. Les indications de l'arsenic dans le diabète sont donc multiples ; mais on ne saurait, sans s'exposer à de graves mécomptes, lui demander une action aussi puissante qu'à la médication alcalinoopiacée, d'autant que souvent l'état des voies digestives ne permet pas de l'employer *larga manu*.

Nous n'insisterons pas ici sur le mode d'administration des arsenicaux qu'on prescrit surtout sous forme d'arséniate de soude ou de liqueur de Fowler ; on doit aller progressivement, en partant de doses faibles pour arriver, quand il ne se produit pas de phénomènes d'intoxication, à des doses élevées, seize gouttes par exemple, de liqueur de Fowler, pour descendre ensuite, non moins graduellement. On peut faire des cures semblables de vingt jours environ en les séparant par des périodes de repos d'une durée égale.

Nous n'avons jamais eu l'occasion d'expérimenter le *bromure d'arsenic*, médicament utilisé par divers médecins allemands depuis Clemens et dont la composition parait justifier l'emploi dans le diabète ; c'est une substance très active qui ne s'emploie qu'à la dose de quelques gouttes par jour.

Iodure de potassium. — En vertu de sa constitution chimique, puisque les iodiques et les alcalins ont été utilisés à des titres divers dans le diabète, et surtout comme médicament altérant, l'iodure de potassium semblerait *a priori* appelé à rendre des services dans le diabète. Mais l'expérience a démontré le contraire, et Dickinson est le seul, croyons-nous, qui l'ait employé avec succès. S'il améliore la situation de quelques diabétiques, c'est par voie indirecte, en influençant certains processus arthritiques, comme l'artério-sclérose, ou des désordres cardiaques. Il n'a d'utilité réelle, directe, que dans le diabète syphilitique où, diverses observations en font foi, son action est très réelle, souvent même très rapide, ainsi que nous le verrons plus loin. Il intervient non contre le syndrome diabète, mais contre la dyscrasie qui le commande : preuve nouvelle de l'importance de la médication anticausale dans cet état morbide.

§ II — MÉDICAMENTS NERVINS

Ici commence l'interminable liste des moyens pharmaceutiques dont on a voulu faire des spécifiques du diabète, bien qu'ils ne répondent que d'une manière fort imparfaite aux indications thérapeutiques. Pour la plupart, en effet, ils ne s'adressent qu'à l'un des éléments de la maladie, comme la glycosurie ou la polyurie. Ils ont cependant leur raison d'être, leur application dans les cas où un phénomène morbide par son acuité crée une indication spéciale; telle la polyurie qui parfois, en empêchant le sommeil, amène une surexcitation nerveuse inquiétante.

Cependant, parmi ces médicaments, les agents nervins, comme les modificateurs de la nutrition, ont droit à une place privilégiée, car ils sont tout particulièrement indiqués dans certaines formes du diabète où la perturbation du système nerveux joue un rôle prépondérant, domine la scène morbide (diabète purement névropathique, diabète nervoso-arthritique). Mais le plus souvent, leur emploi n'est justifié qu'à titre de médication symptomatique, dirigée contre divers désordres nerveux, épiphénomènes du diabète, comme les névralgies, le prurit, l'agitation nocturne. Encore faut-il remarquer qu'on doit se montrer réservé dans l'usage de ces médicaments, qui non seulement influencent d'une manière fâcheuse les fonctions digestives, mais encore présentent plusieurs inconvénients, comme on le verra plus loin.

Bromure de potassium. — De ces agents thérapeutiques, le *bromure de potassium* est à coup sûr le plus efficace. Recommandé d'abord par Begbie, en 1866, puis condamné par la plupart des médecins comme Förster, Millard, Kretschy, Cantani, Frerichs, Da Costa, il a été définitivement introduit dans la médication antidiabétique, en 1882, par Felizet qui, en l'associant du reste aux alcalins et au régime de Bouchardat, en a obtenu d'excellents résultats. Mais Dujardin-Beaumetz, après une enquête approfondie, conclut de ses recherches que si, parfois, il fait disparaître la glycosurie, son emploi prolongé peut amener des accidents sérieux et qu'il détermine souvent un état très pénible de déchéance physique et morale avec dépression intellectuelle; aussi le réserve-t-il aux cas de diabète purement nerveux et encore lorsque les malades sont assez vigoureux pour supporter cette médication.

Nous avons également expérimenté d'une manière suivie le bromure de potassium, il y a quelques années. Nos premiers résultats ont été consignés dans la thèse inaugurale de notre élève et ami Thominet (1887); mais, depuis cette époque, l'expérience clinique a modifié jusqu'à un certain point nos conclusions initiales, trop optimistes, en nous montrant que les critiques formulées par Dujardin-Beaumetz contre son emploi sont souvent justifiées. Cependant nous persistons à croire que le bromure, associé aux alcalins, est bien supérieur à la médication opiacée dans les diabètes purement nerveux ou nervoso-arthritique, chez des individus qui ne sont pas très déprimés au physique ou au moral. Dans ces cas, le bromure, administré à dose moyenne, détermine le plus souvent une amélioration très nette des phénomènes morbides essentiels, parfois même une guérison radicale. Quelques semaines, voire même quelques jours de ce traitement suffisent pour amener une diminution très notable de la glycosurie et de la polyurie, azoturique ou non, pendant que l'état général se relève. Quelquefois, néanmoins, il arrive qu'on est forcé de l'abandonner, en raison de troubles dyspeptiques, d'accidents cutanés, tels que l'acné bromique, ou d'une dépression trop prononcée du système nerveux.

Quant aux autres formes de diabète, elles ne sont aucunement influencées par le bromure, et s'il y est assez souvent utile, c'est pour combattre telles ou telles complications nerveuses, comme l'insomnie et l'agitation psychique ; on ne doit alors le prescrire qu'à doses faibles, car il enraie souvent l'appétit, chose très fâcheuse pour le diabétique, lorsqu'il est combiné avec les autres médicaments employés contre la maladie principale.

Le sel potassique nous a toujours paru supérieur à ses congénères sodique et ammoniacal ; néanmoins l'association des trois bromures rend parfois des services lorsque la médication bromurée demande à être soutenue pendant un temps assez long.

Antipyrine. — L'*antipyrine* est un des médicaments qui ont eu le plus de vogue dans ces dernières années. Panas, Germain Sée, Dujardin-Beaumetz, Albert Robin, Huchard, Botkin, etc., ont eu à s'en louer, tout en reconnaissant qu'elle échoue dans les cas graves. Mais on ne s'entend pas sur son mode d'action et ses propriétés fondamentales. La polyurie, pour la plupart des médecins, la glycosurie, pour d'autres, est surtout modifiée par ce médicament ; enfin, au dire d'A. Robin, il influencerait le diabète dans son ensemble, en ralentissant les oxydations.

L'expérience clinique plaide, croyons-nous, contre ces diverses interprétations. Nous n'avons jamais obtenu de bons effets de l'antipyrine que dans les cas de diabète purement nerveux. Dans ces conditions, elle détermine assez souvent une notable diminution de la glycosurie et de la polyurie, et parallèlement une amélioration très nette de l'état général. Par contre, nous l'avons toujours vue échouer dans les autres variétés de la maladie. Cette opinion cadre du reste assez bien avec celle qu'ont émise Dujardin-Beaumetz et Botkin, qui eux aussi ne recommandent guère ce médicament que dans les diabètes d'origine nerveuse.

L'antipyrine doit donc être rapprochée du bromure de potassium, au point de vue des indications thérapeutiques; mais son action est, ce semble, beaucoup moindre. Aussi l'employons-nous exclusivement dans les formes névropathiques du diabète, lorsque, pour un motif ou un autre, le bromure de potassium est contre-indiqué, en cas, par exemple, de dépression psychique trop prononcée. Cependant, nous lui reconnaissons une influence assez accusée sur la polyurie pour la prescrire volontiers quand ce symptôme domine la scène morbide, ce qui se voit souvent dans les diabètes dus à une altération matérielle du système nerveux ou à un traumatisme. Ces formes de diabète guérissent fréquemment; est-ce au médicament, est-ce à la diète alimentaire qu'en revient surtout l'honneur?

Il arrive souvent qu'on doive renoncer à l'antipyrine, en raison des troubles digestifs qu'elle détermine, alors même qu'on a soin de la donner associée au bicarbonate de soude, comme il faut toujours le faire. D'autre part, Albert Robin et Lecorché l'accusent de provoquer parfois une albuminurie transitoire lorsqu'on l'administre plus de huit ou dix jours. Enfin, on ne saurait oublier que chez certains malades elle donne lieu, même à très faibles doses, à une véritable intoxication dont des éruptions cutanées, particulièrement pénibles pour le diabétique, sont le caractère essentiel.

Aussi faut-il ne l'employer qu'avec prudence en tâtant la susceptibilité du malade, sans dépasser la dose de 4 grammes environ *pro die* et sans jamais la prescrire plus d'une semaine, pour alterner avec le bromure de potassium ou la valériane.

D'autres antithermiques analgésiques, la *phénacé-*

line, l'*exalgine*, ont été essayés dans le diabète ; d'après Dujardin-Beaumetz et Bardet, l'exalgine notamment diminue parfois la glycosurie. Néanmoins, comme ces médicaments sont moins actifs, tout en présentant à peu près les mêmes inconvénients que l'antipyrine, et qu'en outre ils sont d'un maniement difficile, leur usage ne semble pas devoir se généraliser. Il en est de même, à plus forte raison, de l'*antifébrine* et du *sulfate de thalline*.

Valériane. — A la classe des nervins appartient la *valériane*. Rollo et G.-P. Franck l'employaient déjà ; leur exemple a été suivi de nos jours, notamment par Trousseau, Bouchard, Dujardin-Beaumetz. Bouchard l'a surtout prescrite pour ralentir les processus d'oxydation et enrayer la polyurie ; il la donne à doses massives, 8 à 10 grammes d'extrait, et même beaucoup plus par jour. Lecorché, au contraire, prétend qu'à ces doses la valériane détermine d'habitude des troubles digestifs plus ou moins marqués qui obligent à en suspendre l'usage ; il croit préférable de la prescrire à doses faibles, 30 à 60 centigrammes d'extrait par jour, pour pouvoir prolonger suffisamment le traitement et maintenir les deux effets de la médication, c'est-à-dire la diminution du sucre et de l'excrétion urinaire.

D'après notre expérience, la valériane peut prendre place entre le bromure de potassium et l'antipyrine. Comme ces deux substances, mais à un degré moindre, elle est utile dans les formes névropathiques du diabète, où elle enraie la glycosurie et la polyurie ; nous la croyons surtout indiquée dans les diabètes légers que nous appelons pseudo-arthritiques accidentels, ceux par exemple qui sont liés à la ménopause. Dans ce cas, elle doit être préférée au bromure, comme partout où existe une dépression physique et intellectuelle prononcée. A l'instar de l'antipyrine, la valériane influence plus la polyurie que la glycosurie. Enfin, comme ces deux médicaments, elle est absolument inefficace dans les formes graves.

Nous l'employons à doses moyennes, 4 grammes environ par jour; dans ces conditions elle est très bien tolérée, n'amène jamais de troubles gastriques, alors même qu'on l'associe, ainsi que nous le faisons d'habitude, à de petites quantités d'opium.

Enfin le *sulfonal* a été expérimenté avec succès dans le diabète par Grocco et par Casarelli; on ne s'explique pas trop que cet hypnotique puisse être utilisé dans un traitement d'aussi longue haleine que doit l'être celui de cette maladie.

§ III — MODIFICATEURS DE LA POLYURIE

C'est sous cette rubrique qu'on pourrait être tenté au premier abord de placer l'antipyrine et la valériane, qui, le plus souvent, ainsi que nous l'avons vu, n'ont guère d'autre rôle que d'enrayer la polyurie. Mais comme l'efficacité de ces médicaments est surtout tangible dans les formes névropathiques du diabète, où, en influençant le désordre nerveux qui commande la maladie, ils impriment à celle-ci une évolution favorable, il nous a semblé légitime de les faire entrer dans la catégorie des nervins, à côté du bromure de potassium, dont l'action est à cet égard similaire.

Il en est autrement de la *belladone* et du *seigle ergoté* qui, eux, n'interviennent jamais qu'à titre de modificateurs de la polyurie.

Les bons effets qu'Huchard et Bucquoy ont obtenus du *seigle ergoté* dans le diabète insipide témoignent de l'action de ce médicament sur la polyurie; mais s'ensuit-il qu'il doive être employé dans le diabète sucré, où c'est un bien mauvais service à rendre au malade que de faire baisser le chiffre de l'urine sans diminuer simultanément la glycosurie? Or, bien que divers médecins, tels que Hasse, Barr, Pepper, Tiedmann, Dehenne aient prétendu que, soit l'ergot de seigle, soit l'ergotine, soit l'ergotinine peuvent amender, non seulement la polyurie, mais les autres phénomènes diabétiques, nous estimons que ces médicaments ne sauraient être utilisés que dans les formes de diabète où la polyurie constitue le phénomène prépondérant, et encore dans ces cas la valériane et l'antipyrine leur sont-ils supérieurs à tous égards. Quant à amender une maladie comme le diabète sucré qui réclame une médication continue et persévérante, ils ne sauraient, suivant la remarque de Lecorché, y prétendre en raison des inconvénients de tout genre qu'entraîne leur usage prolongé.

Pour la *belladone* et son alcaloïde, *l'atropine*, elles ont été également expérimentées dans le diabète, en raison de l'influence qu'on leur attribue, assez indûment d'ailleurs, sur la polyurie. Leur emploi est passible des mêmes objections que celui du seigle ergoté, et en outre ce sont des médicaments très infidèles qui déterminent chez bien des malades, même à faibles doses, des accidents d'intoxication.

Jaborandi, pilocarpine. — Ici enfin doit trouver place une méthode thérapeutique qui non seulement est inefficace, mais même absolument irrationnelle : c'est celle qui vise à favoriser l'élimination du sucre par une autre voie que le rein, par la peau. Nous avons déjà dit, à propos de l'emploi des bains de vapeur chez les diabétiques, combien il est dangereux de suractiver ainsi la fonction cutanée aux dépens de la fonction rénale, puisque le rein est le seul émonctoire actif au point de vue de l'élimination du sucre. C'est cependant dans le but d'enrayer à la fois la polyurie et la glycosurie que divers médecins ont préconisé le *jaborandi* ou les injections sous-cutanées de *pilocarpine*. Hoffer, qui a surtout vanté cette dernière médication, prétend que sous son influence on voit baisser non seulement le chiffre des urines, mais aussi le taux de la glycosurie, et s'amender tous les phénomènes morbides.

Or il est acquis, d'après les recherches de Fürbringer et d'Hoffer lui-même, que la sueur et la salive ne renferment que des traces de sucre. On ne saurait donc être surpris que la plupart des médecins, Fürbringer d'abord, puis Lecorché, Lépine, Lannois, qui ont expérimenté les injections sous-cutanées de pilocarpine, n'en aient retiré que de mauvais résultats. Les recherches que nous avons faites sous la direction de notre regretté maître Gubler, alors que nous avions l'honneur d'être son interne, sur l'action de la pilocarpine, nous ont fait trop voir les inconvénients, la nocuité extrême de cet agent perturbateur pour que nous ayons jamais été tenté de l'expérimenter dans le diabète, où il ne peut qu'être souverainement nuisible.

En résumé, il est rare que les médicaments modificateurs de la polyurie soient utiles dans le diabète sucré ; le plus souvent même dangereux en fermant la soupape de sûreté de l'hyperglycémie, ils ne sont indiqués que dans les cas exceptionnels où, la glycosurie étant peu prononcée, c'est l'exagération de la sécrétion urinaire qui commande surtout l'intervention thérapeutique. Et encore faut-il remarquer que pareille éventualité ne se réalise guère que dans les formes les plus bénignes qui, en dehors du régime alimentaire, ne nécessitent qu'une médication pharmaceutique anodine.

§ IV — MODIFICATEURS DE LA GLYCOSURIE

La glycosurie constitue, à coup sûr, l'élément morbide principal du diabète sucré ; aussi s'explique-t-on qu'à la combattre on ait cru remplir l'indication thérapeutique fondamentale dans cette maladie : d'où une foule de médications dirigées dans ce sens. Combien d'auteurs ont pensé avoir découvert le spécifique du diabète en tel ou tel remède, parce que, sous son influence, ils avaient vu baisser dans des proportions plus ou moins notables le taux de la glycosurie et parallèlement celui de la polyurie, en même temps que s'atténuaient certains phénomènes secondaires, liés directement à l'hyperglycémie ! Et cependant est-il une seule de ces soi-disant panacées du diabète qui ait justifié ces espérances ? En est-il même qui aient définitivement conquis droit de cité dans la thérapeutique de cette maladie à un titre plus modeste, celui de médication palliative ?

A examiner les choses de près, on ne saurait être surpris de cet insuccès de l'intervention médicamenteuse dirigée dans cette voie. Tant que l'on ne connaîtra pas les lois qui président à la fonction glycogénique à l'état normal ou pathologique, l'espoir restera chimérique de découvrir une médication rationnelle de l'hyperglycémie et partant de la glycosurie. Il y a plus ; qu'un jour vienne où l'on ait pénétré le mécanisme intime de la glycogénie, et où, en outre, l'on ait trouvé un moyen sûr d'enrayer l'hyperglycémie, on se sera certes rapproché du but, mais sans l'avoir encore atteint. Car dans le diabète il y a bien autre chose que la glycosurie ; il y a une perversion profonde de la vie nutritive qui se traduit par une série de manifestations morbides dont l'hyperglycémie est la plus tangible, mais non la plus importante peut-être. La preuve en est que bien souvent la situation offre le plus de gravité à l'heure même où la glycosurie tombe au minimum. En nous apprenant que les manifestations cachectiques et les accidents acétonémiques peuvent se produire au moment même où le sucre a disparu des urines, l'observation clinique nous enseigne que, pour le diabétique, le péril n'est pas exclusivement dans l'hyperglycémie, et en outre, elle condamne des interventions perturbatrices qui ne visent que cet élément morbide.

Ces considérations générales sont d'autant plus de mise ici que la plupart des médicaments dirigés contre la glycosurie sont des substances toxiques dont l'emploi ne saurait être continué pendant longtemps, surtout chez un malade comme le diabétique qui est toujours en imminence d'auto-intoxication, sans exposer à des accidents plus ou moins sérieux.

Ainsi, d'une part, les médicaments antiglycosuriques n'ont, ne peuvent avoir qu'une efficacité très relative, et de l'autre, la plupart d'entr'eux, les plus actifs, doivent être maniés avec beaucoup de prudence, sous peine de devenir dangereux. C'est dire qu'ils sont rarement utiles et que nous pouvons nous borner à les passer rapidement en revue.

Théoriquement il est deux voies qui s'offrent à la thérapeutique pour combattre la glycosurie, suivant qu'on cherche à enrayer la production du sucre au sein de l'organisme, ou qu'on active la combustion du sucre formé dans l'économie. Aux médicaments destinés à lutter contre la suractivité de la fonction glycogénique on peut donner le nom d'*antiglycémiques* ; ceux qui visent à détruire le sucre dans les tissus appartiennent pour la plupart à la catégorie des *comburants*.

A. Médicaments antiglycémiques. — Ici surtout apparaît que l'imperfection de nos connaissances en physiologie a pour corollaire l'impuissance de la thérapeutique. En effet, les médications antiglycémiques se recommandent toutes d'une conception plus qu'aventurée de la pathogénie du diabète, celle qu'a formulée Pavy. En partant de cette notion que l'hyperglycémie provient de la présence d'un ferment anormal, on s'est adressé aux médicaments qui enraient les fermentations, aux *agents antizymotiques*. D'où l'emploi d'une foule de substances de cet ordre qu'on a successivement préconisées, sans grand succès d'ailleurs ; car on peut résumer en deux mots leur rôle dans le diabète : les unes sont peu actives et inoffensives, les autres sont beaucoup plus dangereuses qu'utiles. N'est-ce pas d'ailleurs le sort commun de toutes les médications antiseptiques internes ?

La *créosote* n'a que des droits d'ancienneté à invoquer dans le traitement du diabète ; c'est en effet la première des substances antizymotiques qui y ait été employée. Mais, malgré les tentatives de Berndt, de

Bouchardat, de Griesinger, de Corneliani, elle est aujourd'hui abandonnée. Peut-être cependant pourrait-on l'utiliser sous forme d'injections hypodermiques dans la phthisie diabétique.

L'*acide phénique* trouve encore des partisans. Orson Millard, Ebstein et J. Müller ont été les premiers à l'employer, à la dose de 0 gr. 30 par jour; Fürbringer a été jusqu'à 1 gr. 50 : tous ces auteurs admettent à juste titre qu'il enraie, et parfois même supprime la glycosurie en quelques jours. Lecorché a obtenu des résultats analogues ; par contre Popoff, Purjesk et Dujardin-Beaumetz n'ont pas eu à se louer de ce médicament, et Frerichs prétend que la diminution de l'hyperglycémie qu'il détermine tient exclusivement à son action irritante sur l'estomac, le catarrhe gastrique entravant l'assimilation des substances appelées à se transformer en sucre. Quoi qu'il en soit de cette théorie, il paraît certain que l'acide phénique, administrée par la voie buccale ou rectale, entraîne trop vite des troubles digestifs sérieux pour pouvoir être utilisé dans le diabète d'une manière suivie.

Quant à l'*acide salicylique*, expérimenté par Ebstein, Müller, Ryba et Plumert, il n'est guère employé que sous forme de salicylate de soude, et nous avons vu que ce sel n'agit dans le diabète que comme alcalin. D'ailleurs son action irritante sur le rein ne permettrait pas d'en généraliser l'emploi dans cette maladie où l'albuminurie est toujours à craindre.

De tous les phénols le *salol* est le moins toxique : aussi s'explique-t-on qu'il ait été essayé dans le diabète. Nicolaïer y a eu recours dans sept cas, à la dose de 6 grammes par jour. Il prétend que le médicament a réussi quatre fois, alors même qu'on avait au préalable échoué avec le salicylate de soude. Tout en constatant que le salol exerce une heureuse influence sur la glycosurie et sur l'état général. Nicolaïer reconnaît qu'il est moins efficace que le régime antidiabétique sévère et n'en recommande l'emploi que dans les cas où l'on ne peut maintenir la diète alimentaire dans toute sa rigueur.

La *teinture d'iode* a été préconisée par Ricord, Rayer, Martin-Solon, Bérenger-Féraud, Seegen, Ebstein, Dumontpallier à des doses très variables, en moyenne 20 à 30 gouttes par jour. Mais elle est passible des mêmes objections que les divers phénols ; car, aux doses qui sont nécessaires pour atténuer la glycosurie, elle ne tarde pas à causer des accidents gastriques.

On n'a pas été plus heureux en administrant l'iode sous un autre mode, qui répond cependant mieux que la teinture à l'indication antiseptique. Il s'agit de l'*iodoforme* préconisé par Moleschott à la dose maxima de 40 centigrammes. Ceux même, comme Posz et Frerichs, qui ont vu sous son influence la glycosurie diminuer, reconnaissent que son emploi ne peut être prolongé plus de quelques jours, sous peine d'occasionner des troubles gastriques. Lecorché cependant serait disposé à l'employer, comme l'acide phénique du reste, dans les cas où l'on veut rapidement abaisser la glycosurie, à la veille par exemple d'une opération chirurgicale. Nous l'utilisons, mais à doses plus faibles, dans la phthisie diabétique.

Parmi les médicaments antizymotiques mort-nés, nous ne ferons que signaler les *sulfites de soude et de magnésie* et aussi le *chloral* essayé par Frerichs à la suite des expériences d'Eckhardt qui l'avait vu annihiler la glycosurie résultant de la piqûre du plancher du quatrième ventricule.

B. Médicaments comburants. — Ici encore nous nous trouvons en présence d'une série de médications dont l'efficacité est plus que problématique. Elles ont pour objectif d'activer la combustion du sucre, les unes en introduisant dans l'économie un excès d'oxygène, les autres en y produisant des fermentations artificielles.

Dans la première catégorie rentrent les *inhalations d'oxygène* ou *d'ozone*, et l'administration de *l'eau oxygénée*, du *permanganate* et du *chlorate de potasse*.

Les *inhalations d'oxygène*, vantées par Bouchardat qui les a plus tard abandonnées, ont été préconisées à nouveau par Birch, Casorati, Demarquay, Bérenger-Féraud. C'est ainsi qu'en 19 jours Demarquay arriva par des inhalations de 25 à 40 litres d'oxygène à faire tomber la proportion du sucre de 64 grammes à 30 grammes. Il est vrai que le malade suivait le régime antidiabétique. Par contre Griesinger et Lecorché n'ont jamais obtenu de cette médication de résultats appréciables. Il semble cependant qu'on puisse, avec Dujardin-Beaumetz, lui assigner une action excitante à utiliser dans les formes graves de diabète où toute intervention énergique est impossible ; en outre, elles stimulent souvent l'appétit. Les inhalations *d'ozone*, essayées, mais sans succès, par de Renzi, répondraient aux mêmes indications.

Nous n'en dirons pas autant de *l'eau oxygénée*, malgré les résultats assez satisfaisants que divers médecins, notamment Richardson, en ont obtenus à la dose de 4 à 6 grammes par jour. Elle n'est utile que comme eupeptique.

Dans le but de mettre l'oxygène en liberté dans l'économie, Sampson a essayé le *chlorate* et le *permanganate de potasse*; ce dernier médicament a été l'objet d'une tentative de réhabilitation par Masoin qui, du reste, l'employait moins comme comburant que comme sel manganique; il admettait, en effet, que le manganèse exerce une action favorable sur le fonctionnement du foie. Il n'a guère eu, que nous sachions, d'imitateurs.

Enfin on sait que pour Cantani le seul médicament efficace dans le diabète sucré était *l'acide lactique*, destiné à la fois à favoriser la digestion des viandes et à activer les combustions organiques. Il l'administrait à la dose d'un à deux grammes dans 120 grammes d'eau, au cours de la journée. Forster et Ogle n'en ont pas obtenu de bons résultats. Ce n'est guère que comme eupeptique qu'il peut être utilisé, et encore à des doses moindres que ne le voulait Cantani.

Dans le but également de détruire le sucre, on a essayé la *pepsine*, divers ferments, telles que la *présure*, la *levure de bière*, le *thymus de veau*. Médications fantaisistes qui n'ont donné, ne pouvaient donner que des insuccès.

C'est ici le cas de parler des tentatives récentes qui s'inspirent des expériences célèbres de von Mering et Minkowski sur le diabète pancréatique; de divers côtés on a essayé d'administrer à des diabétiques soit la *chair du pancréas*, soit des extraits de cet organe.

Capparelli a fait dans ce sens plusieurs essais sur des chiens rendus diabétiques ; en leur injectant de petits fragments de pancréas ou en leur faisant absorber cet organe réduit en bouillie, il dit avoir obtenu une diminution passagère de la glycosurie ; par contre, Gley et Thiroloix ont échoué en injectant de l'extrait de pancréas.

Les résultats expérimentaux sont, on le voit, peu probants ; les données thérapeutiques ne le sont pas davantage. Rémond et Rispail ont employé les injections de suc pancréatique dans un cas de diabète maigre ; sous cette influence, ils ont vu la polyurie diminuer pendant que le pouls se relevait et que le poids du corps augmentait. Par un procédé analogue Wite aurait obtenu une légère amélioration dans un cas sur deux ; il donnait à ses malades du pancréas de mouton en même temps qu'il les soumettait aux injections sous-cutanées d'extrait pancréatique. Dans un fait de diabète grave avec amaigrissement rapide, tuberculose, etc., Knowsley Sibley obtint, au bout de deux mois, une amélioration notable en faisant ingérer chaque jour au malade la valeur d'un pancréas légèrement cuit ; enfin Battistini a vu diminuer la glycosurie sous l'influence d'injections quotidiennes de 5 à 15 centimètres cubes d'extrait pancréatique. Par contre Comby a complètement échoué dans des tentatives de ce genre. Pour plusieurs motifs, sur lesquels il est, croyons-nous, inutile de s'appesantir, nous ne pensons pas qu'on soit jamais plus heureux.

Enfin, dans le même ordre d'idées, Lancereaux et Lépine ont préconisé la *pancréatine* contre le diabète maigre ; en tout cas, c'est un bon stimulant des fonctions digestives.

§ V — MÉDICAMENTS TONIQUES

Parmi les éléments morbides habituels du syndrome diabétique figure l'asthénie progressive qui conduit rapidement à la cachexie du jour où tous les tissus contribuent à la formation en excès du sucre. D'où l'indication de la médication tonique à la fois pour stimuler l'économie et pour enrayer les progrès de la dénutrition.

Mais ici encore l'intervention thérapeutique ne doit pas toujours se placer sur le même terrain. Sans doute l'indication tonique domine dans le diabète malin, alors que l'organisme, profondément atteint dans ses fonctions assimilatrices et, par suite, incapable de réparer les pertes que lui fait éprouver la production de principes sucrés aux dépens de tous ses éléments constituants, miné par une dénutrition incessante que l'alimentation la plus rationnelle ne saurait enrayer, se montre réfractaire aux diverses médications actives qui sont à ce moment plutôt dangereuses qu'utiles. Relever artificiellement les forces, restaurer dans la mesure du possible l'énergie vitale, enfin soutenir l'appétit qui, après avoir été la sauvegarde du diabétique, tend à faiblir, telles sont les visées de la médication tonique qui, bien que seulement palliative, reste la dernière arme du médecin. Celui-ci du reste n'attendra pas que la situation soit devenue si critique pour recourir aux toniques, et il s'adressera à eux, comme adjuvants d'autres traitements plus directement efficaces, dès qu'apparaîtront les premiers indices de dénutrition ou d'asthénie.

Cette éventualité se présente-t-elle dans toutes les formes de diabète? Sans doute, on ne saurait concevoir de dyscrasie, de perversion du processus nutritif qui ne se traduise par un certain degré de déchéance organique, et le diabète n'échappe pas à cette loi. Mais l'expérience clinique nous apprend que dans bien des cas la note asthénique y est, y reste peu accusée pendant toute la durée de la maladie. Quand on voit certains diabétiques, pleins de vigueur, bravant la fatigue, mener sans défaillance pendant des années l'existence la plus active, on ne s'explique pas que tant de pathologistes considèrent les toniques comme un élément nécessaire de la médication. Non seulement chez ce genre de malades ces agents thérapeutiques ne sont pas de mise, mais encore plusieurs d'entre eux peuvent présenter de réels inconvénients. Rien n'est plus irrationnel que de gorger les arthritiques, comme on le faisait jadis, de quinquina ou de fer, et c'est une des belles conquêtes de la science contemporaine d'avoir substitué à la médication reconstituante, employée autrefois à toutes fins, des errements différents où les prescriptions hygiéniques tiennent la première place et d'avoir montré que les alcalins sont plus toniques que le fer dans l'arthritis. Que celui-ci revête la modalité diabétique, la ligne de conduite ne doit pas varier de ce chef; cependant l'équilibre nutritif est devenu alors assez instable pour qu'au moindre accroc puisse brusquement survenir un état adynamique qui commande une intervention franchement analeptique et stimulante.

Si, en résumé, les toniques, ceux du moins que l'on emprunte à la matière médicale, ne sont pas toujours utiles dans le diabète, leurs attributions y sont cependant considérables ; tous peuvent être employés, mais à des titres divers qu'il convient de préciser.

Pour déterminer leurs indications, nous les diviserons en trois groupes : *amers, reconstituants, stimulants généraux*, sans nous dissimuler ce que cette classification a d'artificiel ; car la plupart de ces médicaments rentrent, directement ou indirectement, dans plusieurs de ces catégories.

Amers. — Certains amers sont plutôt des eupeptiques que des médicaments toniques, au sens strict du mot ; mais la plupart d'entre eux jouent le rôle de stimulants généraux et de plus, en réveillant l'appétit, en activant la fonction digestive, contribuent indirectement à relever les forces. Ils trouvent leur emploi dans le diabète à deux titres : ils sont indiqués à la période d'état de la maladie, lorsque soit une alimentation surabondante, surtout trop riche en principes azotés ou gras, soit certaines médications occasionnent des phénomènes dyspeptiques ; ils sont surtout utiles à la période de cachexie quand à la boulimie du début succède l'inappétence.

Parmi les amers, la teinture de colombo ou de quassia amara, la quassine, la rhubarbe, les gouttes de noix vomique ou de Baumé sont les plus utilisées. La *strychnine* qu'ont spécialement recommandée, à juste titre, Dickinson, Jaccoud, de Renzi, agit plutôt comme stimulant général que comme amer ; l'arséniate de strychnine constitue une excellente préparation dont nous avons eu à nous louer d'une manière toute spéciale dans le diabète.

Reconstituants. — Leur rôle est beaucoup plus étendu : car ils ont pour mission d'enrayer le mouvement de dénutrition en fournissant à l'économie des matériaux de combustion (médicaments dits d'épargne) et aussi de réparer les brèches que le processus dystrophique a faites dans l'organisme. Deux médicaments surtout répondent à ces indications; le *fer* et l'*huile de foie de morue*, pour ne pas rappeler ici les alcools et la glycérine dont nous avons déjà parlé à propos de l'hygiène alimentaire.

On voyait autrefois dans le *fer* un bon médicament antidiabétique; les préparations ferrugineuses les plus diverses, chlorure, carbonate, phosphate, protoiodure, sulfate, fer réduit par l'hydrogène, etc., ont trouvé à ce titre des partisans. Si l'on n'admet plus aujourd'hui qu'il guérisse le diabète, on continue à l'employer couramment en qualité de tonique. Lécorché va jusqu'à dire que comme médicament adjuvant il est aussi nécessaire et doit être aussi fréquemment prescrit que l'opium, les alcalins et l'arsenic dans le traitement du diabète. L'indication du fer lui paraît surtout formelle quand les forces du malade commencent à baisser et que l'examen de l'urine montre une diminution de l'azoturie, en même temps que la quantité de sucre éliminée dans l'urine du jeûne tend à égaler celle de la digestion.

Sans aller aussi loin qu'Albert Robin qui regarde ce médicament comme nuisible chez les diabétiques, à cause de l'influence qu'il lui attribue sur la nutrition, nous étendrions moins ses indications que ne le fait Lécorché. Si, comme l'admettent Trousseau et Pidoux, le fer a une action complexe. s'adresse à plusieurs fonctions pour exciter les forces d'assimilation et de réparation, il est, par-dessus tout, un régénérateur du sang. A ce titre son action reconstituante s'exerce moins facilement dans les anémies de cause pathologique où les éléments du sang, et surtout les hématies, sont intoxiqués par les produits de dénutrition, que dans les aglobulies d'origine hémorrhagique ou dans l'aglobulie primitive, la chlorose. Il nous a toujours paru que la cachexie diabétique est assez réfractaire au traitement martial ; en tous cas, à cette phase de la maladie ce n'est qu'à doses faibles, comme celles que renferment les eaux ferrugineuses, qu'on doit le prescrire, sous peine de voir le fer inutilisé donner lieu à de la cardialgie et à divers troubles gastro-intestinaux, tandis qu'on peut se montrer moins circonspect lorsque la dyscrasie est moins avancée.

Il est cependant une forme de diabète où les préparations martiales rendent des services signalés ; c'est lorsque la maladie est sous la dépendance d'un état neurasthénique. Ici le principe hippocratique *Sanguis moderator nervorum* trouve une application nouvelle.

Par contre, ainsi que nous l'avons déjà dit, l'expérience clinique, aussi bien que les données physiologiques, assigne au fer chez les arthritiques, diabétiques ou non, une action reconstituante de beaucoup inférieure à celle de l'arsenic et de la quinine.

Quoique nous n'ayons guère de préférence pour telle ou telle préparation martiale, nous nous servons plus volontiers soit des eaux ferrugineuses, soit du tartrate et de l'arséniate de fer associés à la rhubarbe ou au sulfate de quinine.

Si le fer préside avant tout à la fonction hématopoïétique, *l'huile de foie de morue* aide puissamment à la reconstitution des tissus ; c'est le meilleur des médicaments histogéniques. Elle est ici d'autant plus indiquée que les graisses doivent prendre une place importante dans l'alimentation des diabétiques.

Ceux-ci la digèrent d'habitude assez facilement, comme tous les corps gras en général, même à assez hautes doses, mais à la condition expresse qu'ils puissent faire un exercice musculaire suffisant. Or il n'en est pas ainsi dans la période de cachexie où, la déchéance des forces condamnant souvent les malades à une existence absolument sédentaire, on ne doit employer l'huile de foie de morue qu'avec modération, sous peine d'enrayer l'appétit. C'est dans ces cas qu'on peut recourir à la *lipanine* et même à la *glycérine* qui, sans posséder des propriétés aussi franchement reconstituantes et tout en présentant divers inconvénients que nous avons déjà signalés, peut rendre quelques services.

Stimulants généraux. — Le *quinquina* est le type des médicaments névrosthéniques qui traversent l'organisme en imprimant aux fonctions nutritives une activité nouvelle, et en laissant comme trace de leur passage un surcroît plus ou moins durable de forces. Aussi est-il indiqué chez tous les diabétiques débilités ou asthéniques qui demandent à la fois à être stimulés et tonifiés. Sous son influence, ils assimilent mieux et perdent moins; peut-être même le quinquina active-t-il la combustion du sucre dans l'économie et amène-t-il par suite une diminution de la glycosurie. Abstraction faite de cette action qui, en tout cas, est secondaire, il demeure le tonique par excellence du diabétique, surtout quand la maladie ne relève pas de l'arthritisme.

Il faut l'administrer sous forme d'extrait mou, et à des doses variant de quatre à six grammes par jour.

C'est ici le lieu de parler de la *quinine*, bien que ses propriétés permettraient peut-être de la ranger parmi les modificateurs de la nutrition. Par sa remarquable efficacité dans le diabète elle se rapproche de certains médicaments de cet ordre.

Elle a été employée avec succès depuis longtemps par divers médecins, tels que Blumenthal, Diehl, Mayer, Semmola, et tout récemment Worms. Ce clinicien s'en montre chaud partisan; il dit avoir obtenu avec le sulfate de quinine, à la dose de 40 centigrammes, une diminution marquée de la glycosurie et une atténuation très accusée des phénomènes morbides, et cela sans le secours du régime antidiabétique. Mentionnons cependant que divers médecins, notamment Friedreich et Frerichs, lui dénient toute efficacité; Cantani a été jusqu'à affirmer que sous son influence la glycosurie peut augmenter.

Pour nous, sans nous prononcer sur le mode d'action de la quinine, sans rechercher ici si elle intervient simplement comme tonique ou névrosthénique ou si elle influence plus directement l'hyperglycémie en modifiant les processus nutritifs, nous constatons ce fait clinique : qu'elle est un des meilleurs agents de la médication antidiabétique. Elle détermine non seulement une grande amélioration de l'état général, mais encore, quoique, à un degré moindre, la diminution de la glycosurie et des symptômes morbides connexes, l'asthénie surtout. Il en est ainsi, quelle que soit la forme du diabète. Car, si la quinine rend des services dans les formes les plus sérieuses à la période de cachexie, elle est également un médicament de choix pour les arthritiques comme pour les neurasthéniques. Aussi peut-on recourir à elle dans les diabètes arthritique ou nerveux, au moment où, pour une raison ou une autre, on est forcé de suspendre les autres médications, alcalino-opiacée, bromurée, ou sitôt que les forces déclinent.

Mais, pour que le traitement réussisse, il faut qu'il soit maintenu pendant quelque temps sans amener de troubles digestifs ou d'accidents d'intoxication quinique. En général, on atteint aisément ce but en donnant le médicament à doses très fractionnées. C'était autrefois le sulfate que nous prescrivions sous forme de pilules de 10 centigrammes dont nous administrions quatre, six, huit dans la journée. Aujourd'hui, nos préférences sont acquises au chlorhydrate, beaucoup plus soluble et plus riche en quinine, à la dose de 30 à 40 centigrammes, également fractionnée dans des conditions analogues.

A côté du quinquina peuvent se placer le *tannin*, bon tonique aussi, que nous croyons indiqué surtout dans la phtisie diabétique, et deux substances très en vogue aujourd'hui comme toniques, la *kola* et le *coca*. Nous prescrivons parfois ces dernières, associées, sous forme d'extrait fluide, à la dose, pour chacune, de 20 à 30 gouttes par jour, au moment des repas.

Enfin, si c'est sans succès qu'on a employé le phosphore comme médicament antidiabétique, on peut utiliser à titre de stimulants généraux soit le phosphure de zinc, soit surtout les injections sous-cutanées de *phosphate* ou de *glycéro-phosphate de soude*; celles-ci sont particulièrement indiquées quand l'estomac est réfractaire à toute médication, à la période ultime de la maladie.

Dans le même ordre d'idées, rappelons que, pour Brown-Séquard, le *liquide testiculaire* exerce une grande influence non seulement sur les formes moyennes du diabète, mais même sur le diabète maigre; il conseille d'ailleurs d'employer simultanément les liquides testiculaire et pancréatique.

Dans la médication tonique rentrent également divers modes d'intervention dont nous avons déjà parlé à un autre point de vue, tels que l'hydrothérapie, les inhalations d'oxygène ou d'ozone. On pourrait y joindre les *bains* et *douches d'air comprimé* que Campardan a recommandés et qui produisent en effet une certaine stimulation de l'économie : ils sont de quelque utilité chez les diabétiques immobilisés par des infirmités.

L'électricité, sous forme surtout de courants continus, a trouvé des partisans. C'est ainsi que Semmola a préconisé l'électrisation du pneumo-gastrique au cou, pratique qui doit exposer à des accidents syncopaux. Nous ne l'employons guère que chez les diabétiques neurasthéniques, à titre surtout de traitement suggestif.

Enfin est-il nécessaire de rappeler que ce n'est pas à la matière médicale que la médication tonique emprunte ses plus puissants moyens d'action? Une alimentation rationnelle, la vie en plein air, les exercices physiques proportionnés aux forces des malades, les cures climatériques, une bonne hygiène morale, font bien plus pour relever l'énergie vitale et enrayer la déchéance organique que tous les agents pharmaceutiques.

§ V — MÉDICATIONS DIVERSES

A côté des médicaments que nous avons étudiés jusqu'à présent, nous pourrions encore citer ici un grand nombre d'autres moyens ou méthodes thérapeutiques qu'on a expérimentés dans le diabète, mais sans aucun succès.

C'est ainsi que, sous prétexte de réparer les pertes en glycose subies par les diabétiques, divers médecins, Piorry surtout, ont recommandé de leur faire ingérer des quantités considérables de sucre soit de canne, soit de lait ; or, comme ces sucres introduits dans l'organisme se transforment en glycogène, semblable médication ne peut qu'augmenter la glycémie.

De même l'application de révulsifs, tels que la teinture d'iode, ou de sétons, de cautères sur la colonne vertébrale est, quoi qu'on en ait dit, souverainement irrationnelle chez des malades qui voient si souvent la moindre plaie prendre un caractère gangréneux.

Nous ne nous attarderons pas à mentionner, pour en faire justice, maints médicaments que l'on a préconisés sous l'inspiration soit de conceptions pathogéniques du diabète aujourd'hui condamnées, soit d'idées erronées sur leur action physiologique, comme l'urée, le colchique, la digitale, ou que l'on a essayés sous l'influence de préjugés populaires comme le suc de cana agria ou qu'enfin on a employés d'une manière empirique comme l'azotate d'urane.

Nous ne nous arrêterons qu'à trois de ces médicaments, parce qu'ils sont à l'étude en ce moment : la myrtille, la pipérazine et surtout le jambul.

Les préparations de *myrtille* (décoction, pilules d'extrait de feuilles) ont été recommandées par Weill. Sous l'influence de ce médicament, associé du reste au régime alimentaire spécial, il constata une amélioration considérable des phénomènes diabétiques dans un certain nombre de cas. Mais Heyden, Ketli, Gruber ont absolument infirmé ces résultats.

On n'a pas été plus heureux avec la *pipérazine* qu'on

a vantée comme un puissant dissolvant de l'acide urique et à laquelle on avait également attribué une certaine efficacité dans le diabète. Du reste Wittzach a montré que dans l'uricémie elle agit surtout comme diurétique.

Reste enfin le *jambul*, le dernier venu dans la thérapeutique du diabète où il a été depuis quelques années l'objet de nombreuses recherches. Le jambul ou syzigium jambolanum est un arbre de la famille des Myrtacées, dont les graines et l'écorce ont été préconisées en premier lieu comme astringent par des médecins anglais et indigènes de l'Inde.

Quelques faits expérimentaux plaident en sa faveur. Grœser, en administrant à des chiens rendus diabétiques par la phlorhydzine des doses élevées d'extrait tiré du fruit entier, de la graine ou de l'écorce, a constaté que la quantité de sucre diminuait des neuf dixièmes et que la durée du diabète était fort réduite.

S'il faut ajouter foi aux données expérimentales, les propriétés antidiabétiques du jambul seraient dues à ce qu'il entrave les fermentations qui aboutissent à la formation du sucre. C'est ainsi que Lascelle, Scott, Balfour, Woodhead, ont constaté que cette substance, mélangée avec de l'amidon, enraie *in vitro* l'action de la diastase et diminue de beaucoup la quantité de sucre formé. De même Hildebrandt prétend que l'extrait de jambul exerce une influence inhibitive sur les ferments végétaux et animaux, notamment sur les ferments saccharifiants du sérum sanguin, de la salive et du pancréas. Aussi suppose-t-il qu'il agit chez les diabétiques en enrayant la saccharification des amylacés dans le tube intestinal et celle du glycogène au sein des tissus. Il n'aurait pas, d'après lui, d'influence sur l'assimilation des substances azotées.

Mais les données cliniques sont peu probantes. Clacius dans quatre cas, Couldwell cinq fois sur huit, obtinrent avec le jambul des améliorations notables; Kingsburg, Fenwick, Posner, Epenstein, Baymer, Lewascheff, Rosenblatt eurent également, à des degrés divers, à s'en louer.

D'autre part, des résultats sans grande signification ont été obtenus à l'hôpital général de Londres. Munday, Oliver Coles, Gerlach n'ont enregistré que des insuccès.

En France, le jambul a toujours eu jusqu'à présent une mauvaise fortune. Entre les mains de Lecorché et de Dubousquet-Laborderie, il s'est montré inefficace et, en outre, a donné lieu à des troubles digestifs. Enfin Dujardin-Beaumetz a fait à ce sujet une série de recherches dont les résultats sont consignés dans la thèse de son élève Villy. Il ne reconnaît au jambul qu'une influence très limitée sur l'évolution du diabète. Dans les diabètes graves son action serait plus nuisible qu'utile; tout au plus pourrait-il, dans les cas bénins, faire disparaître les dernières traces d'une glycosurie déjà enrayée par un régime alimentaire sévère.

La poudre de graines de jambul a été généralement employée à la dose de deux à quatre grammes; Dujardin-Beaumetz a été jusque six et même dix grammes.

Après cette enquête sur les diverses médications instituées contre le syndrome diabétique, il nous reste à en préciser succinctement les résultats. Or elle aboutit à cette démonstration que plusieurs d'entre elles ont définitivement acquis leurs lettres de naturalisation dans le traitement du diabète sucré.

Au premier rang, comme efficacité, figurent à divers titres les alcalins, les opiacés, l'arsenic, le bromure de potassium, la quinine; un second groupe comprend plusieurs agents, que l'on peut considérer comme des succédanés de ces médicaments, qui, quoique moins actifs, trouvent leur indication dans certaines conditions : tels l'antipyrine, la valériane. le fer. D'autres prennent place en dernière ligne, qui sont susceptibles de rendre des services, mais dans une sphère plus modeste et dans quelques cas spéciaux : par exemple certains antizymotiques et les amers.

D'autre part il est indéniable qu'aucun de ces remèdes ne répond à toutes les indications thérapeutiques; ils doivent combiner leur action pour assurer à l'intervention médicatrice son maximum d'efficacité. Rien d'étonnant d'ailleurs qu'il faille recourir à des agents qui ont des propriétés physiologiques si différentes : car, comme l'a fait remarquer Brouardel, la multiplicité des causes et des formes d'une maladie produit cet effet que des moyens multiples amènent la guérison. Inversement il est permis de dire que de la diversité des remèdes efficaces l'on peut conclure à la diversité des causes et des formes d'une maladie.

Il nous reste donc à rechercher — et c'est la partie essentielle de notre travail — dans quels cas chacune de ces médications doit être utilisée, comment on peut les mettre en œuvre simultanément ou successivement, suivant les modalités si dissemblables que revêt la maladie, en tenant largement compte des conditions très variables où elle se produit et du terrain sur lequel elle évolue. A ce prix seulement l'intervention pharmaceutique peut rendre des services signalés dans le diabète sucré.

TROISIÈME PARTIE

Traitement des diverses formes du diabète sucré.

CHAPITRE PREMIER

Exposé des éléments extra-médicaux et médicaux individuels qui guident l'intervention thérapeutique.

Après avoir cherché à établir la valeur thérapeutique et les indications des divers moyens d'action dont on dispose contre le syndrome diabétique, il nous faut maintenant serrer la question de plus près en abordant les cas particuliers et en exposant d'une manière aussi détaillée que possible la ligne de conduite qui convient aux diverses formes du diabète.

Il n'y a pas de traitement général du diabète ; il n'y a que des traitements individuels, non seulement parce que cette affection revêt les aspects les plus divers et se développe dans les milieux organiques les plus disparates, mais aussi parce que le tempérament moral et la situation sociale du malade doivent être pris en très sérieuse considération.

Il n'est peut-être aucune affection où ces éléments

en quelque sorte extra-médicaux jouent un rôle aussi considérable. Autant, par exemple, les chances de succès sont grandes lorsque le diabétique appartient à une classe de la société où il peut mettre en œuvre tous les moyens hygiéniques et thérapeutiques et éviter ces multiples accrocs de l'existence journalière tels que refroidissements, fatigues, etc., qui si souvent déterminent des complications graves ou impriment à la maladie une évolution maligne, autant la situation s'assombrit dans les conditions opposées où son genre de vie l'expose à mille périls, sans qu'il puisse recourir à diverses méthodes de traitement dispendieuses, comme les cures hydrominérales, ni se défendre par une alimentation à la fois réparatrice et conforme aux prescriptions de la diète spéciale contre la dénutrition organique et les complications qui le menacent.

D'autre part, l'avenir du diabétique dépend en grande partie de son énergie morale et de sa soumission aux prescriptions médicales ; il faut qu'il se résigne aux privations, aux sacrifices de tout genre qui lui permettront bien souvent de vivre en assez bonne intelligence avec son mal, dans la perspective consolante d'une amélioration notable ou même d'une guérison possible. Il doit être pour le médecin un allié, un collaborateur ; aussi est-il généralement utile de le tenir au courant, dans une certaine mesure du moins, des fluctuations de la glycosurie. Si, à ce prix, la thérapeutique peut beaucoup, elle est au contraire presque désarmée quand le concours du malade n'est pas absolument assuré au médecin, quand celui-ci doit compter avec une dépression psychique qu'une affection de si longue durée ne peut qu'aggraver ou avec des résistances à ses prescriptions qu'il verra croître de jour en jour à mesure que s'épuise la patience de son client et souvent aussi sa confiance.

Enfin l'observance des préceptes hygiéniques qu'il faut suivre, mais sans exagération, exige du malade et de son entourage immédiat un certain sens critique qui fait plus souvent défaut que l'on ne serait porté à le croire.

On voit combien il est de questions extra-médicales au sujet desquelles le médecin devra être édifié avant d'adopter une ligne de conduite appropriée à chaque cas particulier. Aussi, alors surtout qu'il est appelé dans un milieu qui lui est inconnu, évitera-t-il de se prononcer à son premier examen, d'autant que pendant cette période d'observation préalable il pourra recueillir divers renseignements, ceux-ci médicaux, qui dicteront son diagnostic, son pronostic et sa thérapeutique.

Sans revenir sur les caractères distinctifs des diverses variétés de diabète sucré, rappelons succinctement les indications que peuvent fournir à cet égard l'examen et l'interrogatoire des malades. Nous n'aurons pas ici en vue les enfants et les adolescents; car, à cette période de la vie, la question ne se pose pas dans les mêmes termes que chez les adultes.

Tout d'abord les *commémoratifs* ont souvent une grande valeur en révélant l'existence soit d'antécédents arthritiques héréditaires ou personnels, soit de manifestations névropathiques antérieures, soit enfin d'influences morales dépressives. Non qu'il faille attacher à ces indications une importance exagérée. Certes, quand le passé du malade est muet au point de vue de l'arthritisme, on doit éliminer l'hypothèse d'un diabète arthritique en se fondant sur cette donnée que jamais il n'apparait dans ces conditions. Mais, est-il nécessaire de le dire, le diabète chez l'arthritique n'est pas toujours un diabète arthritique.

De même il faut se rappeler que, si des troubles nerveux peuvent à eux seuls déterminer l'éclosion du diabète, les cas sont plus nombreux où ils ne jouent que le rôle de causes occasionnelles sur un terrain qui y est préparé par une influence morbide dyscrasique.

On devra ensuite chercher à préciser le *mode de début* et l'*ancienneté* de la maladie. L'invasion brusque est surtout le fait des diabètes purement nerveux et malin, tandis que celui d'origine arthritique entre presque toujours insidieusement en scène. Dans ce dernier cas il est souvent difficile, sinon impossible, de déterminer à quel moment l'affection a débuté. Quand l'on y arrive, cette donnée rapprochée de l'état actuel du malade fournit une indication très utile. Il est clair, en effet, qu'un diabète qui, quoique de date ancienne, n'a pas déterminé un dépérissement notable rentre dans les variétés bénignes ; inversement, des signes nets de cachexie chez un individu frappé depuis peu de temps entraînent un pronostic sombre, qu'il y ait eu ou non traitement antérieur ; car, dans le premier cas, l'insuccès de l'intervention thérapeutique est patent, et, dans le second, on doit se souvenir que la médication antidiabétique a en général d'autant moins de prise qu'on y recourt plus tard.

Enfin le médecin devra s'enquérir du genre de vie, sédentaire ou actif, de la profession du malade, enfin de son mode habituel d'alimentation: autant de conditions qui doivent influer sur ses prescriptions hygiéniques.

Passons maintenant à l'*examen du malade*, en laissant de côté les épiphénomènes et les complications du diabète dont nous étudierons le traitement dans un chapitre spécial.

Il faudra d'abord rechercher avec soin non seulement les symptômes révélateurs d'une déchéance organique dont la signification pronostique ne demande pas à être soulignée, mais aussi tous les stigmates, soit de l'arthritisme, soit du nervosisme, qui, alors même qu'ils ne suffisent pas à déceler l'origine du diabète, doivent être pris en considération au point de vue du traitement. Enfin l'analyse attentive de l'état moral du malade vient renseigner sur les chances de succès d'une diète sévère qui demande de sa part un réel effort de volonté.

C'est ici le cas de rappeler la distinction qu'on a cherché à établir entre le diabète gras et le diabète maigre qui seraient, le premier, habituellement bénin, le second, malin. Il est peu de conceptions qui aient donné lieu à plus de malentendus. Dire que la conservation de l'embonpoint chez un diabétique de vieille date, en témoignant de la faible intensité du processus de dénutrition, a une signification favorable, c'est émettre une vérité de sens commun. La distinction entre les diabètes gras et maigre n'a d'importance réelle que lorsqu'elle concerne des individus à la phase initiale de la maladie. Envisagée à ce point de vue, elle mérite d'être conservée en ce sens que l'obésité étant l'apanage habituel de l'arthritisme permet d'augurer et d'espérer que cette dyscrasie commande l'affection. Mais on ne saurait aller plus loin, car le diabète névropathique ou arthritique n'est guère plus sévère chez les individus maigres que chez les obèses et, d'un autre côté, chez ceux-ci le diabète à forme maligne a vite fait d'épuiser cette réserve de matières grasses, avant d'arriver à la période de consomption.

Bien plus importante est l'analyse des diverses manifestations morbides du syndrome diabétique lui-même. En thèse générale, on peut dire que, plus elles sont accentuées, plus le pronostic doit être réservé. C'est surtout dans le diabète malin que l'on observe une soif incessante, un appétit insatiable et enfin une polyurie se traduisant par l'excrétion de 6, 10 ou 15 litres d'urine par jour; cependant il ne faut pas oublier que parfois, à la période cachectique, tous ces symptômes s'atténuent dans des proportions très notables. En ce qui concerne le taux de la glycosurie, il doit être interprété dans le même sens ; car on n'assiste jamais dans les diabètes nerveux et arthritique à une élimination quotidienne de sucre dépassant 100 à 150 grammes. Toutefois, comme dans certains diabètes malins la glycosurie reste relativement modérée, de 50 à 100 grammes par jour, pendant tout le cours de la maladie, on ne saurait voir dans ce symptôme « le thermomètre de l'intensité du diabète » à l'exclusion des phénomènes concomitants.

L'analyse de l'urine doit d'ailleurs être faite d'une manière complète; elle révèle d'ordinaire une augmentation plus ou moins accusée de ses divers principes constitutifs. L'élévation du chiffre des chlorures est en rapport avec l'alimentation exagérée; au contraire l'élimination des phosphates et des sulfates est sous la dépendance de la décomposition dans l'organisme des matières albuminoïdes empruntées, soit à l'alimentation, soit aux tissus même. La sulfaturie et la phosphaturie excessives indiquent donc une dénutrition rapide des composés azotés de l'économie. L'excès d'acide urique a sa signification au point de vue du diagnostic en décelant l'élément goutteux, et du régime à suivre, en contre-indiquant la diète carnée exclusive.

Nous touchons ici à un des points les plus controversés de l'histoire du diabète, à ce que nous pourrions appeler la *question de l'urée*. Les opinions les plus contradictoires ont été émises à ce sujet. On a d'abord prétendu que chez le diabétique la proportion d'urée tombe au-dessous de la normale. Il est établi au contraire que, sauf à la période de marasme sur laquelle nous reviendrons plus loin, le diabète s'accompagne d'azoturie dans un très grand nombre de cas. Chez la plupart des diabétiques on a trouvé pour taux de l'urée excrétée de 30 à 50 grammes; mais celui-ci peut être beaucoup plus considérable, monter, par exemple, à 93 grammes (Bouchard), 110 grammes (Lecorché), 136 grammes (Cantani), 163 grammes (Fürbringer).

Lecorché fait même de l'azoturie un symptôme constant du diabète. « Nous sommes convaincu, dit-il, qu'à la période d'état il y a toujours azoturie; c'est à cette période qu'elle acquiert tout son développement pour cesser d'une façon à peu près complète à la période de cachexie. Il peut même se faire, à ce moment, que le chiffre de l'urée, comme chez tous les animaux inanitiés, tombe au-dessous de la normale (von Dusch); c'est ce qui a fait dire à quelques auteurs qu'il existe des diabètes sans excès d'urée, sans azoturie. »

Dans son livre récent sur le *Traitement du diabète*

sucré, Lecorché précise ses idées sur la question en divisant à ce point de vue les diabétiques en trois classes :

Dans la première catégorie de faits, l'excrétion de l'urée est au-dessus de la normale, sans que l'atteinte portée à l'état général soit accusée. L'azoturie paraît être, dans ces cas, la conséquence naturelle de l'absorption intestinale exagérée que provoque l'hyperglycogénie hépatique; elle mesure en quelque sorte l'intensité du travail de désassimilation qui se produit aux dépens des matières albuminoïdes introduites par l'alimentation; elle est donc l'indice d'une grande vitalité de l'organisme: d'où le nom d'*azoturie par hypernutrition*.

Dans la seconde catégorie de faits, l'azoturie est très accusée, mais s'accompagne d'un amaigrissement et d'un épuisement rapides des sujets. Ce sont alors les éléments même de l'organisme qui, pour la plus grande partie, contribuent aux frais de cette formation excessive d'urée. Cette *azoturie par dénutrition* s'observe dans les formes graves et aiguës de diabète et dans les diabètes à marche chronique, quand la maladie s'aggrave sous l'influence d'un traitement mal dirigé.

Enfin dans une troisième catégorie, l'excrétion de l'urée est inférieure à la normale; il y a *hypoazoturie* par suite de la déchéance générale de la nutrition épuisée par un excès de fonctionnement. Cette hypoazoturie appartient à la phase cachectique du diabète et aux diabètes compliqués de tuberculose ou de mal de Bright.

L'azoturie par hypernutrition se reconnaît à ces trois caractères : qu'elle est surtout marquée dans l'urine du jour, qu'on peut l'enrayer en restreignant la ration azotée du malade et qu'elle ne porte guère atteinte à l'état général.

Pour séduisante que soit cette conception des rapports de l'excrétion d'urée avec le diabète, elle n'est pas, ce semble, à l'abri de la critique.

En premier lieu, il n'est pas exact qu'à la période d'état du diabète il y ait toujours de l'azoturie ; c'est ainsi que, d'après les recherches de Bouchard, « sur 100 diabétiques, l'urée serait normale quarante fois, vingt fois il y aurait hypoazoturie, enfin il y aurait azoturie seulement dans 40 cas, moins de la moitié ». Ce fait clinique ruine, à lui seul, dit cet auteur, toutes les théories pathogéniques du diabète sucré qui considèrent la glycosurie et l'azoturie comme corrélatives. « L'azoturie s'observe dans les cas légers et dans les cas graves. En rapportant à 100 les cas de diabète avec azoturie, 44 étaient de petits diabètes, des diabètes légers avec élimination de sucre n'atteignant pas 50 grammes par jour : 56 étaient des diabètes plus ou moins sérieux. C'est dire que l'intensité de la glycosurie n'impose pas l'azoturie. » Bouchard ajoute « qu'il n'y a aucune relation entre l'azoturie et la glycosurie, qu'on peut voir la glycosurie augmenter alors que l'urée augmente ou diminue, et de même quand la glycosurie diminue ».

D'après notre expérience personnelle, ces deux conceptions renferment l'une et l'autre une part de vérité, mais elles pèchent en ce sens surtout qu'elles ne tiennent pas suffisamment compte du terrain sur lequel se développe le syndrome diabétique.

En réalité, dans le diabète, la teneur des urines en urée dépend de conditions multiples, très variables suivant les cas, et dont il faut passer successivement en revue les plus importantes.

1° Elle est en rapport avec l'alimentation ; l'excrétion d'urée augmente quand celle-ci est très abondante, surtout quand elle est très riche en principes azotés. Ainsi Bouchard admet que 100 grammes de viande augmentent de 6 grammes la proportion d'urée excrétée. La boulimie du diabétique et son régime carné doivent donc amener une *azoturie alimentaire*.

2° On sait que l'arthritisme donne lieu tantôt à l'azoturie, tantôt à l'hypoazoturie ; il y a donc, dans certains diabètes, à tenir compte de *l'azoturie* et de *l'hypoazoturie arthritiques*.

3° La dystrophie diabétique par elle-même, ou en d'autres termes la déviation nutritive qui produit l'hyperglycémie, amène-t-elle également une sécrétion exagérée d'urée? Lecorché l'affirme, Bouchard le nie. Étant donné que dans la grande majorité des faits de diabète, en dehors de la période de cachexie, il existe de l'azoturie, à un degré d'ailleurs très variable, nous croyons avec Lecorché à l'existence d'une *azoturie diabétique proprement dite*. Elle est surtout très prononcée dans les formes de diabète où les composés azotés de l'organisme prennent largement part au processus hyperglycémique, par conséquent dans les variétés les plus graves de la maladie.

4° D'autre part, on sait que l'analyse des urines chez les neurasthéniques les montre d'habitude très pauvres en urée. Dès lors, si l'on songe que l'élément névropathique domine parfois le processus diabétique, on conçoit qu'il faille faire entrer en ligne de compte *l'hypoazoturie neurasthénique*.

On voit que, dans le diabète, les conditions qui influent sur la teneur des urines en urée agissent en sens inverse ; aussi peuvent-elles tantôt additionner, tantôt contrebalancer leurs effets : d'où des variantes à l'infini dans le détail desquelles nous ne saurions entrer. Cependant on est en droit d'affirmer que le type azoturique est de beaucoup le plus fréquent ; il s'observe surtout chez les diabétiques arthritiques, gros mangeurs et actifs, alors que la matière azotée, absorbée en excès, subit dans le corps une élaboration presque complète ; par contre, il se voit aussi dans les diabètes malins, mais par suite de l'intensité de la dystrophie. L'hypoazoturie ne s'observe guère que dans les petits diabètes neurasthéniques, par exemple dans celui qui survient au moment de la ménopause.

Nous n'avons pas eu jusqu'ici en vue la période marastique du diabète ; là l'hypoazoturie, sans être constante, se rencontre d'habitude par les motifs qu'a indiqués Lecorché.

En résumé, la question de l'urée dans le diabète ne se prête pas à une schématisation aussi simple que le pensent divers pathologistes. En ce qui touche surtout la signification pronostique qu'offre le dosage de l'urée, aucune règle générale ne saurait être formulée. Pour chaque cas, il faut qu'une analyse complète et souvent délicate assigne sa part à chacun des facteurs qui interviennent dans cette élaboration anormale des principes azotés. On peut cependant dire que l'azoturie excessive, lorsqu'elle ne s'explique pas par une suralimentation carnée, lorsqu'elle est continue, de jour et de nuit, appartient plutôt aux formes graves et aussi que la diminution progressive de l'urée, lorsqu'elle ne s'accompagne pas d'une détente des autres phénomènes morbides, indique le début de la période consomptive.

Il est également difficile d'établir des indications thérapeutiques sur la teneur des urines en urée ; ainsi, chez certains diabétiques arthritiques, l'azoturie, tenant dans une large mesure à l'alimentation trop copieuse et surtout trop azotée, commande une hygiène bromatologique spéciale, tandis que, dans les diabètes graves où la polyphagie carnée est la sauvegarde de l'économie contre le processus de dénutrition, il serait absolument illogique de réduire l'alimentation dans le but d'enrayer l'azoturie.

Il est rare qu'après cet examen détaillé le médecin ne soit pas édifié sur la nature du diabète qu'il est appelé à combattre. Néanmoins, sauf en cas de cachexie avancée, où cette manière d'agir serait inutile et même dangereuse, il doit encore recourir à une expérience qui est démonstrative. Elle consiste à imposer au malade, pendant une semaine environ, le régime alimentaire le plus *rigoureux* d'après la méthode de Cantani. En comparant le taux de la glycosurie et celui des phénomènes connexes, avant et après cette *diète d'épreuve*, on sera fixé non seulement sur le rôle de l'alimentation dans l'hyperglycémie, et par suite sur les chances de succès d'un traitement réduit pour ainsi dire à la diète antidiabétique, mais encore sur la nature du diabète. En effet, dans la forme maligne, la glycosurie, la polyurie, la soif, etc..., seront peu modifiées, tandis que, dans les formes bénignes, il se produira une détente très accusée, parfois même absolue, des phénomènes cardinaux du syndrome diabétique.

M. Lecorché préconise ce *modus agendi*, mais en joignant à la diète spéciale deux agents médicamenteux, les alcalins et l'opium ; cette méthode a, ce nous semble, le double inconvénient de compliquer les résultats, et de rendre l'épreuve peu probante en ce qui touche l'influence de l'alimentation sur la glycosurie. Pourquoi d'ailleurs instituer d'emblée une médication pharmaceutique active, étant donné que par les moyens hygiéniques seuls on arrive dans certains cas à enrayer le diabète?

C'est seulement après cet examen approfondi et cette diète d'épreuve qu'on pourra en connaissance de cause instituer une médication appropriée aux diverses formes de diabète.

CHAPITRE II

Traitement du diabète arthritique constitutionnel.

L'intervention thérapeutique devant être dirigée à la fois contre le syndrome diabétique et contre la dyscrasie arthritique serait fort complexe si divers agents médicamenteux, et surtout divers moyens hygiéniques, ne venaient remplir simultanément cette double indication. C'est ainsi qu'en activant les oxydations organiques par l'exercice naturel ou artificiel on facilite la combustion du sucre dans l'économie, en même temps qu'on influence dans un sens favorable les mutations nutritives compromises du fait de l'arthritisme; c'est ainsi que la médication alcaline jouit d'une popularité égale dans le traitement du diabète et de la dyscrasie arthritique. Aussi l'apparition de manifestations diabétiques chez un arthritique ne vient-elle guère modifier les prescriptions hygiéniques auxquelles il était antérieurement soumis, lorsque la glycosurie n'existait pas, sauf toutefois en ce qui concerne le régime alimentaire que commande l'hyperglycémie. Mais là gît la difficulté; car, comme la diète antiglycosurique diffère à plusieurs égards de celle qui convient aux uricémiques, on peut éprouver quelque embarras à instituer un régime qui enraie l'hyperglycémie sans exposer à l'éclosion ou au retour d'accidents tels qu'une crise de goutte ou de coliques néphrétiques.

Le plus souvent, au risque de voir ces manifestations arthritiques se produire — ce à quoi du reste il est possible de parer dans une certaine mesure par diverses pratiques — c'est l'entité diabétique qu'il faut surtout viser, en raison de la gravité des complications auxquelles elle peut donner naissance. Mais la situation change lorsque par le succès complet de la *diète d'épreuve* on s'est assuré de la bénignité extrême du processus diabétique ; celui-ci n'étant en quelque sorte qu'un incident au cours de la dyscrasie arthritique, il serait souverainement illogique de porter tous ses efforts de ce côté.

Ceci dit, voyons quelle doit être la ligne de conduite dans les conjonctures diverses qui peuvent se présenter, suivant que c'est la diathèse arthritique ou au contraire le diabète qui figure au premier plan.

Prenons d'abord le cas habituel, celui où la diète d'épreuve détermine une très notable atténuation dans les phénomènes cardinaux du diabète, mais sans faire tomber la glycosurie au-dessous d'un taux encore assez élevé, de 30 à 80 grammes par jour, sans amener la disparition de la polyurie et de la polydipsie. Le régime alimentaire strict a donné ce qu'il pouvait ; à le prolonger, même dans toute sa rigueur, on ne gagnerait plus guère de terrain, et par contre on s'exposerait à voir les fonctions digestives s'altérer, la nutrition générale souffrir. Il est donc préférable d'instituer un régime moins sévère qui soit supportable longtemps, tout en recourant à divers moyens thérapeutiques.

Ce n'est pas cependant qu'il faille modifier le mode d'alimentation dans ses traits essentiels. Sans se départir de l'exclusion absolue des principes sucrés et autant que possible des féculents, on tolérera un peu de pain, 30 grammes environ, à chaque repas, certains fruits, ou parfois le laitage à dose très modérée. Les graisses, les œufs, les légumes verts, les viandes devront toujours faire la base de l'alimentation. Mais, ici surtout, la diète carnée absolue est contre-indiquée, en raison des dangers qu'elle offre au point de vue de l'arthritisme. Un semblable régime peut être continué fort longtemps sans présenter aucun inconvénient.

En fait de boissons, on recommandera aux repas l'eau pure, ou étendue de vin, ou le thé léger et, dans leur intervalle, soit une tisane alcaline, soit de l'eau additionnée, pour un litre, de 20 grammes de glycérine et de 3 à 5 grammes d'acide citrique ou d'acide lactique, soit du café très faible. Lorsque la soif est très vive, on essaiera de la calmer au moyen de collutoires au citron ou au menthol, ou de pastilles de menthe non sucrées. La glace ingérée par petits fragments l'étanche généralement mieux que les boissons chaudes.

Ici, plus encore que dans les autres formes de diabète, sont utiles les pratiques hygiéniques destinées à activer les combustions organiques, car elles s'adressent à la dyscrasie arthritique autant qu'à l'hyperglycémie. C'est en premier lieu l'exercice naturel, la marche, sans aller jusqu'à la fatigue, ou à son défaut, lorsque pour tel ou tel motif les malades sont quelque peu impotents, les frictions sèches ou alcoolisées, le massage pratiqué sans trop de force, la gymnastique de chambre, enfin l'hydrothérapie.

En fait de médicaments, il en est trois qui trouvent ici leur place : l'*opium*, l'*arsenic* et les *alcalins*; tous comme antiglycémiques, le dernier à la fois comme antiglycémique et comme antiarthritique.

C'est dire que nous accordons la prééminence à la médication alcaline ; mais faut-il l'employer à dose massive, pour la suspendre de temps en temps, ou au contraire renoncer au traitement intensif pour pouvoir le continuer d'une manière à peu près indéfinie? Étant donné que l'action des alcalins est, non curative, mais seulement palliative, il nous semble préférable de maintenir l'organisme le plus longtemps possible sous leur influence, et même de fractionner les doses médicamenteuses de façon à combattre sans relâche l'hyperglycémie, tout en stimulant les fonctions digestives. Voici comment, en s'inspirant de ces idées, on peut formuler le traitement alcalin : on donnera vingt minutes avant les deux principaux repas un tiers de verre ou un demi-verre d'eau de Vichy, source des Célestins ; après ces deux repas une dose d'un à deux grammes de bicarbonate de soude ; enfin, comme nous le verrons plus loin, le matin et parfois même le soir, une cuillerée à café de sel de Carlsbad dans un grand verre d'eau chaude.

Chez les diabétiques goutteux on peut utiliser le salicylate de soude à la dose de 3 grammes environ ; chez ceux qui sont atteints de lithiase néphrétique, le carbonate ou le benzoate de lithine, à la dose de 0 gr. 60 *pro die*, ou la lithine effervescente par cuillerée à soupe à chaque repas.

Si, dans ces termes, la médication alcaline peut être continuée fort longtemps, il n'en est pas de même des opiacés ou des arsenicaux. Avec ces médicaments, il faut en quelque sorte frapper un grand coup ; puis, l'effet obtenu, laisser l'économie se reposer un certain temps. En partant de 10 centigrammes par jour d'extrait thébaïque, nous montons rapidement jusqu'à 20 ou 30 centigrammes. Cette dose est maintenue pendant deux ou même trois semaines, si aucun phénomène de morphinisme ne se produit, puis nous suspendons la médication pendant une quinzaine de jours pour la reprendre ensuite.

Quant aux arsenicaux, leur mode d'administration doit être différent : pour obtenir de bons effets, il faut atteindre des doses assez élevées, et la chose n'est possible qu'en habituant peu à peu l'organisme au médicament. On y arrive en partant de doses faibles (deux gouttes de liqueur de Fowler dans un verre d'eau ferrugineuse de Bussang ou d'Orezza, à chaque repas), qu'on augmente d'une goutte par jour. Lorsque l'estomac et l'intestin ne présentent pas de signes d'intolérance, on peut atteindre la dose quotidienne de douze à seize gouttes, qu'on maintient pendant une huitaine de jours; puis on la diminue non moins progressivement, pour enfin suspendre tout traitement arsenical pendant deux ou trois semaines.

Il est clair que ces agents thérapeutiques ne peuvent pas être prescrits simultanément. En thèse générale, la médication alcalino-opiacée est la médication de choix; les arsenicaux sont surtout indiqués quand l'opium est mal supporté ou qu'il y a une note asthénique assez accusée.

Dans ce dernier cas, les sels de quinine, sulfate et chlorhydrate, aux doses que nous avons indiquées plus haut, sont particulièrement à recommander. Ils sont également de mise dans les moments où l'usage de l'arsenic et de l'opium est suspendu. On peut en prolonger très longtemps l'emploi.

Mentionnons encore, à titre de médicaments adjuvants, les préparations de quinquina, plutôt que celles de fer, comme toniques, la quassine ou les amers comme stimulants des fonctions digestives, etc. Ici l'huile de foie de morue est rarement utile.

Reste l'indication antiarthritique; en dehors des prescriptions hygiéniques et de la médication alcaline qui y répondent, nous recourons à une pratique qui nous a toujours donné d'excellents résultats. Elle consiste à faire prendre au malade, à jeun, soit le matin, soit au lever et au coucher, un grand verre d'eau aussi chaude que possible. Lorsque le malade se refuse à l'absorber, ce qui est fort rare, nous lui substituons une tisane légère très chaude, faite avec des plantes inoffensives, comme la camomille, le tilleul, etc. De la sorte est effectué un nettoyage quotidien ou biquotidien de l'économie.

Lorsque le malade est habitué à cette médication, et cela ne se fait guère attendre d'ordinaire, nous y ajoutons le plus souvent une cuillerée à café ou à thé de sel de Carlsbad, en forçant même un peu la dose chez les diabétiques gras, particulièrement chez ceux qui ont une constipation tenace, ou qui présentent des signes de congestion des organes abdominaux.

Nous verrons plus loin que dans ces cas les eaux minérales alcalines sont souveraines, à telles enseignes même qu'on peut se départir de la rigueur dans le régime alimentaire pendant la période qui précède et celle qui suit immédiatement la cure thermale.

D'ordinaire le traitement que nous venons d'indiquer détermine une détente très prononcée du diabète et diminue dans des proportions considérables la glycosurie qui est finalement ramenée à un taux au-dessous duquel elle ne tombe plus. En même temps, tous les autres symptômes morbides disparaissent à peu près, si bien que, n'était la présence d'une certaine quantité de sucre dans les urines, le malade semblerait guéri. Une fois ce résultat atteint, il est bon, sans modifier encore la diète alimentaire, de suspendre pendant quelque temps toute médication, sauf celle de la dyscrasie arthritique, mais pour y revenir au cas où la glycosurie augmenterait de nouveau. Si, dans ces conditions, l'amélioration se maintient, on adoucit progressivement le régime en permettant, par exemple, une plus grande quantité de pain ou de féculents, et surtout de lait, mais sans autoriser l'emploi du sucre. Bien souvent, en effet, semblable tolérance conduit à l'abus, et il faut faire une campagne plus tenace que la première pour obtenir à nouveau l'exclusion des principes sucrés.

Qu'enfin la glycosurie disparaisse, l'on revient progressivement à l'alimentation normale. Mais on doit compter avec des retours offensifs de la maladie qui sont, en général, de moins en moins intenses à mesure que l'individu avance en âge, et pour ce motif surveiller les urines pendant longtemps.

Telles sont les grandes lignes de l'intervention thérapeutique dans la forme moyenne, habituelle, du diabète arthritique. Nous pourrons être plus bref en ce qui concerne les formes légères.

Quant aux soi-disant formes très graves, elles n'existent pas en réalité. Nous l'avons déjà dit, chez l'homme qui a dépassé la quarantaine, le diabète arthritique revêt presque toujours les allures d'une maladie chronique qui compromet rarement l'existence, et le danger vient seulement de complications que nous aurons à étudier plus loin, qui sont imputables à des perturbations nerveuses brusques, des excès, ou enfin à l'inobservance des prescriptions hygiéniques. Aussi n'avons-nous jamais observé dans la classe aisée, en dehors de ces cas exceptionnels, de dénouement fatal qui incombe au diabète arthritique même, tandis que nous avons vu succomber plusieurs de nos malades d'hôpital, chez qui l'intervention thérapeutique avait été trop tardive et les conditions hygiéniques trop défectueuses.

Par contre, les formes bénignes du diabète arthritique sont très fréquentes. Parfois la phénoménologie y est si peu accusée que l'affection reste méconnue jusqu'au jour où l'on est amené à examiner les urines à la suite d'un incident pathologique, comme un eczéma vulvaire ou une poussée de furoncles. D'autres fois, l'affection assez légère pour passer inaperçue acquiert tout à coup de l'intensité sous l'influence de chocs nerveux, de chagrins, d'excès, etc. En pareil cas, il suffit d'ordinaire d'un régime alimentaire rigoureux pour réduire le diabète presqu'au minimum. Aussi, après la diète d'épreuve, voit-on la glycosurie tomber à un chiffre très bas, pendant que l'excrétion urinaire et la soif redeviennent à peu près normales et que l'asthénie nerveuse disparaît.

Dès lors, c'est la diathèse arthritique qu'il faut combattre avant tout, et ce par les moyens que nous avons indiqués, les alcalins notamment. Quant à la diète alimentaire, elle pourra être moins rigoureuse, analogue à celle que nous avons préconisée dans les périodes d'accalmie du diabète d'intensité moyenne. Il y a grand intérêt à ne pas se montrer trop absolu à cet égard, sous peine de voir apparaître d'autres manifestations arthritiques, plus douloureuses ou plus sévères que le diabète (*diabète alternant*).

C'est surtout dans ces cas que l'on peut, sans trop de ménagements, recourir aux exercices physiques divers qui activent le processus nutritif. Le surmenage intellectuel comme la vie sédentaire sont les pires ennemis du diabétique arthritique.

Aux *petits diabètes* ressortit également le *diabète intermittent* dont nous avons observé maints exemples chez les arthritiques. Beaucoup de ces faits, il est vrai, rentrent plutôt dans le domaine de la glycosurie alimentaire qu'ils n'appartiennent au diabète proprement dit. Cependant il est des cas où l'atteinte brusque portée à l'état général n'autorise pas cette interprétation; néanmoins, les allures de ce diabète sont toujours bénignes et on peut enrayer facilement chacune de ces crises diabétiques en instituant d'emblée un régime très sévère qui est d'autant plus facilement accepté par le malade que celui-ci aura pu constater antérieurement sa rapide efficacité. Les alcalins et les sels de quinine trouvent ici une indication formelle.

Nombreux enfin sont les cas de *diabète mixte* où l'arthritisme et des influences morbides d'ordre nerveux semblent combiner leur action pathogène (diabète nervoso-arthritique). Il est souvent difficile alors de déterminer auquel de ces deux facteurs étiologiques répond l'indication thérapeutique primordiale. En tous cas, en dehors des alcalins utiles, ne serait-ce que pour sauvegarder les fonctions digestives qu'on doit avant tout ménager chez les diabétiques, les médicaments nervins sont ici tout spécialement de mise.

C'est le bromure de potassium ou les préparations polybromurées qui réussissent le mieux d'ordinaire; mais, comme ils n'agissent qu'à doses assez élevées, de 3 à 5 grammes par jour, on ne les administrera qu'avec précaution, en particulier chez les individus déprimés au point de vue psychique ou chez ceux qui ont le tégument cutané très impressionnable. L'antipyrine, qui d'ailleurs possède une efficacité de beaucoup moindre, trouve plutôt, en dépit de certains faits expérimentaux, son application dans les cas où, la glycosurie étant relativement peu prononcée, c'est la polyurie, avec azoturie ou non, qui domine la scène. On doit la donner, additionnée de bicarbonate de soude, à la dose de trois à quatre grammes, divisée en trois cachets à prendre au moment des repas. Lorsque ces deux médicaments sont, pour un motif ou un autre, mal tolérés, on peut recourir à la valériane, sous forme d'extrait, à doses assez élevées (quatre à cinq grammes), mais sans se dissimuler qu'elle est plus active dans le diabète insipide ou azoturique que dans le diabète sucré. Les sels de quinine sont également utiles.

Enfin, dans ces cas, les pratiques hydrothérapiques constituent une précieuse ressource et l'hygiène morale doit être l'objet d'une surveillance toute particulière.

A côté du nervosisme, d'autres éléments morbides peuvent susciter des indications thérapeutiques spéciales. C'est ainsi que chez les sujets lymphatiques on essaiera de forcer la dose d'arsenic ou de faire accepter l'huile de foie de morue qui s'accorde très bien avec le régime antidiabétique. Mais ces deux agents ne conviennent guère aux malades trop obèses : ici la médication iodée sous forme de teinture d'iode ou d'iodure de fer peut rendre des services.

Quant à la note anémique, elle semble indiquer l'usage du fer; mais en fait, comme nous l'avons dit, ce médicament réussit moins dans l'espèce que l'extrait de quinquina, les sels de quinine, l'arsenic, et surtout que les moyens purement hygiéniques.

CHAPITRE III

Traitement du diabète pseudo-arthritique accidentel.

Comme cette forme de diabète dépend d'un état dyscrasique accidentel, moins profond en quelque sorte que l'arthritisme constitutionnel, elle est généralement bénigne, alors surtout qu'on peut agir sur l'influence morbide causale. Ainsi, par exemple, le diabète du surmenage rétrocède dès que, grâce à une médication appropriée, on enraie cette auto-intoxication, tandis que celui de la ménopause peut durer des mois et même davantage, lorsque la période critique, sur laquelle il s'est greffé et sur laquelle on n'a guère de prise, se prolonge.

Il va de soi qu'il faut d'abord instituer une médication anticausale, lorsque cela est possible, médication qui variera selon les cas. Quant au traitement du syndrome diabétique lui-même, il est dicté par les allures très particulières de cette variété de diabète dont voici les caractères habituels : glycosurie peu accusée (de 20 à 40 grammes par jour), polyurie et azoturie relativement prononcées, soif vive, appétit médiocre, fonctions digestives languissantes, amaigrissement assez rapide, enfin, et surtout, tendance névropathique à note dépressive.

L'indication majeure est donc de combattre l'asthénie nerveuse et la déchéance des forces, sans trop demander aux fonctions digestives; c'est dire que, si la médication alcalino-arsenicale conserve ses droits, il faut renoncer à l'opium et avant tout faire appel aux médicaments nervins et aux reconstituants.

Mais comme nervins, le bromure de potassium, en raison de son action dépressive, et l'antipyrine, en pareil cas peu efficace, sont rarement à recommander; on ne peut guère recourir qu'à la valériane qui, comme les pratiques hydrothérapiques, réussit assez bien dans le diabète de la ménopause. On s'adressera également aux toniques, aux préparations de quinquina et de coca, au phosphure de zinc. Souvent aussi, les fonctions gastro-intestinales demandent à être stimulées par les amers, tels que la strychnine ou la quassine ou à être régularisées par des purgatifs doux comme la rhubarbe ou la crème de tartre associée à la magnésie. Enfin le repos intellectuel complet, une existence paisible, mais non désœuvrée, à l'abri de tous les soucis que ces malades sont enclins à exagérer, un changement d'air, des cures hydrominérales que nous indiquerons plus loin et le séjour en été dans les climats alpestres sont tout particulièrement indiqués.

Quant au régime alimentaire, il doit se rapprocher de celui que nous avons préconisé dans les formes arthritiques bénignes. Dans le diabète de la ménopause surtout, une extrême sévérité à cet égard est inopportune, d'abord parce qu'il ne faut pas demander à ces malades un trop grand effort de volonté et surtout parce qu'à cette période de la vie, si justement nommée critique, toute intervention thérapeutique brusque est à redouter; car le diabète, toujours bénin quand il est surveillé de près, peut faire place, sous l'influence d'un trouble soudain de la nutrition, à d'autres manifestations morbides infiniment plus graves.

C'est dans cette variété que l'on pourrait faire rentrer certains diabètes, non encore classés, tels que le *diabète syphilitique* proprement dit, celui qui se produit, bien moins souvent, il est vrai, que la glycosurie simple, au cours de la syphilis sans l'intermédiaire d'une lésion du myélencéphale. Dans ces cas, le succès de l'iodure de potassium, à doses assez élevées et combiné avec la diète alimentaire, est la pierre de touche de cette dyscrasie aiguë diabétogène d'origine syphilitique. Il est également bon, lorsqu'aucun traitement mercuriel n'a été institué depuis assez longtemps, de faire appel aux préparations hydrargyriques; ainsi les frictions mercurielles ont réussi dans un cas récemment publié par Decker.

CHAPITRE IV

Traitement du diabète nerveux.

Si les lésions du système nerveux donnent plus souvent lieu à la glycosurie simple qu'au diabète sucré, il existe cependant dans la science un certain nombre de cas (Lewlel, Leyden, Plagge, Goolden, Lasègue, Fischer, Lancereaux) où des altérations du myélencéphale ont amené la production d'un syndrome diabétique complet.

De même nous n'hésitons pas à admettre que l'état neurasthénique donne parfois naissance, en dehors de toute autre influence morbide, à la glycosurie simple, et aussi au diabète sucré; car l'on peut retrouver, dans ces cas, tous les symptômes cardinaux de cette affection. Si cette variété de diabète passe souvent inaperçue, cela tient à ce que sa symptomatologie généralement peu prononcée se confond en partie avec celle de la maladie primordiale. Ne sait-on pas d'ailleurs qu'en général chez les névropathes les affections dyscrasiques évoluent lentement, bénéficiant en quelque sorte de la torpeur des mutations nutritives qui est une des caractéristiques de cet état morbide? Nous avons d'ailleurs vu que dans cette variété de diabète l'hypoazoturie est le fait habituel.

Ici enfin doit prendre place le *diabète traumatique*, bien étudié par Brouardel et Richardière; ces auteurs en distinguent deux formes. l'une précoce, aiguë, qui se termine toujours par la guérison et que nous rapprocherions volontiers du diabète neurasthénique, l'autre, retardée, chronique, beaucoup plus grave. La première dépend sans doute d'un trouble fonctionnel, la seconde d'une lésion matérielle du myélencéphale.

D'ordinaire ce genre de diabète est atténué en ce qui concerne la glycosurie et surtout la polyphagie, tandis que la polyurie et la polydypsie y sont aussi accusées que dans les autres. Si le plus souvent il guérit avec la lésion dont il dépend, parfois il lui survit plus ou moins longtemps. Quant à sa marche, on peut dire avec Boutard « qu'il se soumet entièrement dans son évolution à la cause qui l'a créé et que, lorsque la mort arrive, elle résulte en général d'accidents qui lui sont étrangers, et qui sont sous la dépendance de cette même cause ». En d'autres termes, les complications y sont assez rares : le diabète ne joue guère que le rôle d'un facteur débilitant.

Aussi l'indication thérapeutique primordiale porte-t-elle sur la lésion nerveuse diabétogène dont, bien plus que du diabète, dépend l'avenir du malade. Néanmoins il faut instituer le traitement habituel du syndrome diabétique, régime alimentaire, médication alcalino-opiacée ou alcalino-arsénicale. On peut y joindre le bromure de potassium en raison de son action sur le bulbe, qui peut être touché dans cette forme de diabète, et les préparations d'antipyrine ou de valériane, à titre de modificateurs de la polyurie qui souvent domine la scène et parfois même survit à la glycosurie. Chez les neurasthéniques, la valériane et les pratiques hydrothérapiques, l'électricité enfin comme médication suggestive, réussissent surtout, tandis que l'opium exerce une fâcheuse action.

Enfin il ne faut pas oublier que, malgré la persistance de la cause, ce diabète lié à une lésion matérielle du myélencéphale peut être intermittent et, par suite, dans les cas de guérison apparente, on doit examiner à maintes reprises les urines pour intervenir en cas de réapparition de la glycosurie.

CHAPITRE V

Traitement du diabète malin, pancréatique (?).

Tandis que dans les autres formes de diabète la thérapeutique dispose de ressources multiples pour combattre un état morbide essentiellement chronique, nous allons la voir à peu près désarmée contre une affection à tendances envahissantes où l'organisme étant atteint dans ses œuvres vives, le danger est de tous les instants. Ici en effet la dyscrasie hyperglycémique atteint d'emblée une grande intensité, et cette rupture soudaine de l'équilibre glycogénique ne tarde pas à entraîner un ébranlement profond du système nerveux qui se répercute sur les fonctions essentielles, en même temps qu'elle se traduit par un processus rapide de dénutrition portant sur tous les éléments de l'économie.

Or à cette situation critique il n'y a guère de remède, ni dans la diète alimentaire spéciale, ni dans l'action médicamenteuse.

Étant donné que la déviation nutritive atteint les graisses et les principes albuminoïdes comme les sucres et les féculents, le régime antidiabétique n'a qu'une efficacité bien aléatoire ; d'autre part, il présente l'inconvénient de ne pas se prêter à assez de variété pour des malades dont l'appétit est languissant. De même, du jour où la nutrition est profondément troublée, où les émonctoires fonctionnent médiocrement, les agents pharmaceutiques les plus efficaces doivent être employés avec une grande prudence qui exclut toute action curative sérieuse. Enfin, dans ces cas, on ne saurait songer à instituer une médication anticausale, comme dans les diabètes arthritique ou nerveux. Aussi faut-il renoncer à obtenir non seulement la disparition, mais même une rémission durable des accidents diabétiques. Néanmoins, on ne doit pas, fût-ce dans les cas en apparence les plus graves, perdre l'espoir d'atténuer certains symptômes particulièrement inquiétants et de ramener la maladie à des allures moins rapides.

La *diète d'épreuve* peut nous renseigner à cet égard, en établissant une ligne de démarcation entre les formes sur lesquelles on a quelque prise et la variété franchement maligne, à peu près réfractaire à toute intervention.

Lorsque la diète d'épreuve n'amène guère de détente, n'abaisse pas sensiblement le taux de la glycosurie, et surtout n'enraie pas la dénutrition, la conviction s'impose que rien n'arrêtera l'effondrement de l'économie ; qu'au contraire elle détermine une amélioration plus ou moins notable, on peut fonder quelque espoir sur l'action palliative du traitement ultérieur.

Ici l'aphorisme *primum non nocere* doit être toujours présent à l'esprit du médecin, et ce n'est qu'en tâtonnant, en essayant successivement divers régimes, divers médicaments, qu'il peut obtenir des résultats relativement heureux.

En ce qui concerne la diète alimentaire, il faut se départir quelque peu de la rigueur, qui est de mise dans les autres variétés de diabète où la glycose se forme presque exclusivement aux dépens des principes sucrés et féculents. Il est illogique en effet d'imposer au malade un régime strict très pénible à suivre, du moment où l'on sait que les principes les plus divers fournissent des matériaux à l'hyperglycémie. L'objectif est d'abord de fournir à tous les tissus les éléments de reconstitution pour soutenir et restaurer les forces.

Il faut avant tout que le malade mange, l'appétence dût-elle ne se produire que pour des aliments peu recommandés aux diabétiques. Sans se départir de l'exclusion des substances sucrées, on sera moins sévère en ce qui concerne les féculents, en insistant plus que jamais sur l'usage des graisses, et tout particulièrement de l'huile de foie de morue. Quant à l'alimentation azotée, malgré ses propriétés reconstituantes, elle ne sera prescrite qu'avec modération, de peur d'amener de l'inappétence et de favoriser la production des accidents acétonémiques. Enfin le lait constitue quelquefois une ressource précieuse, alors surtout que le chiffre des urines s'abaisse rapidement, sans que la glycosurie diminue en proportion; et même aux moments où les urines présentent la réaction caractéristique de l'acide diacétique, on se trouve bien du régime lacté exclusif, quitte à le mitiger si le malade vient à s'en dégoûter, ou à l'abandonner aussitôt que les manifestations prodromiques de l'acétonémie se dissipent.

Cette ligne de conduite prudente doit également être suivie en ce qui concerne les diverses pratiques hygiéniques destinées à activer les combustions organiques. Ici, surtout, il faut prendre en considération l'état général; si l'exercice est utile, la fatigue est encore plus à redouter; la vie en plein air, les promenades à pied ou en voiture sont très avantageuses; on doit recourir aux frictions, au massage, mais avec ménagement, de manière à ne jamais entraîner de déperdition des forces; enfin, à leur défaut, l'aérothérapie proprement dite (inhalations d'oxygène, bains ou inhalations d'air comprimé) peut donner de bons résultats.

Quant à l'intervention médicamenteuse, il faudrait lui demander bien peu de chose, n'était son action suggestive, dont on doit toujours tenir grand compte, même auprès des malades qui se targuent du scepticisme le plus absolu à cet égard.

C'est surtout aux agents reconstituants et toniques qu'on s'adressera. Les préparations ferrugineuses, notamment les eaux martiales bicarbonatées, le quinquina, sous forme d'extrait et surtout de sulfate de quinine à petites doses renouvelées de deux heures en deux heures, sont généralement bien supportés. On facilite leur absorption, tout en activant les fonctions digestives, au moyen des eupeptiques, tels que la noix vomique, la strychnine, la pepsine, la pancréatine. Enfin, dans les cas où l'estomac vient à se fatiguer de toute médication, on peut recourir aux injections hypodermiques de phosphate de soude, mais en procédant avec l'asepsie la plus rigoureuse en raison de la vulnérabilité de la peau chez les diabétiques.

Quant aux médicaments cardinaux du diabète, alcalins et surtout arsenic et opium, leur action est bien aléatoire. Médiocrement efficaces à doses faibles, les préparations opiacées, la codéine même, dépriment l'énergie vitale et affaiblissent l'appétit lorsqu'on les emploie à doses fortes. De même, donné *larga manu* — et il n'est actif qu'à cette condition — l'arsenic porte souvent atteinte aux fonctions digestives. Aussi faut-il surveiller de près l'administration de ces médicaments qu'on emploiera non simultanément, mais l'un après l'autre, pendant quelques jours seulement, en se guidant d'après leurs effets sur la glycosurie, et plus encore sur les fonctions digestives et l'état général. Restent les alcalins qui n'exposent pas aux mêmes dangers, lorsqu'on n'en force pas trop la dose, et qui, en dehors de leurs propriétés antiglycémiques, sont, dans une certaine mesure, indiqués à titre d'agents préventifs de l'acétonémie. A cet effet on peut prescrire deux à trois grammes par jour de bicarbonate de soude, ou des eaux alcalines aux repas.

Les médicaments nervins, bromures et antipyrine, doivent être absolument proscrits; car leur influence sur la glycosurie, assez nette parfois, mais toujours transitoire, est plus que compensée par leur action fâcheuse sur les fonctions digestives et surtout sur le système nerveux. Seule la valériane peut rendre quelques services lorsque la note névropathique est très prononcée.

C'est dans ces cas enfin que la médication antizymotique semble théoriquement le plus indiquée; mais nous avons en général trop peu de confiance dans les pratiques d'antisepsie intestinale pour fonder grand espoir sur l'usage des agents antifermentescibles, comme l'acide phénique, la créosote et l'iodoforme. Ceux du reste qui en ont eu le plus à s'en louer s'en sont servis dans les formes bénignes du diabète où, grâce à l'hygiène, tant de médications comptent des succès.

Enfin, à la période de marasme, toutes les interventions perturbatrices sont à éviter; il n'y a plus d'autre ressource que de chercher à relever l'énergie vitale par les stimulants diffusibles, acétate d'ammoniaque, thé, café, alcools à doses modérées, par les préparations de quinquina et de kola et les inhalations d'oxygène.

C'est donc, en dernière analyse, à l'hygiène qu'il faut surtout s'adresser, et encore, comme pour ajouter un trait de plus à cet ensemble décourageant, il est souvent impossible d'utiliser tels ou tels moyens dont elle dispose. Si certaines cures hydrominérales, si le séjour à la campagne pendant l'été, dans les climats chauds pendant l'hiver, présentent une réelle utilité, par contre les déplacements sont souvent nuisibles au diabétique. A la période de cachexie avancée, ils sont même formellement contre-indiqués : car souvent la fatigue d'un voyage détermine l'éclosion soudaine d'accidents acétonémiques qui amènent en quelques jours, voire en quelques heures, un dénouement fatal. L'humanité, aussi bien que l'intérêt bien entendu du malade arrivé à la phase marastique, commande de lui laisser passer, aussi paisiblement que possible, ses derniers jours dans ses foyers, au milieu des siens.

CHAPITRE VI

Traitement du diabète dans l'enfance et dans l'adolescence.

Dans l'état actuel de la science, il est impossible d'expliquer pourquoi presque toujours le diabète chez l'enfant et chez l'adolescent revêt les allures les plus malignes. Règle générale : moins l'individu est avancé en âge, plus la maladie offre de gravité : au-dessous de trente-cinq ans, elle pardonne bien rarement ; car on ne peut guère attribuer au diabète ces états morbides caractérisés par une légère glycosurie et des troubles digestifs qui se produisent, plus souvent qu'on ne le pense généralement, chez les nouveau-nés.

Chez l'enfant surtout, le diabète affecte presque toujours une marche rapide, sinon aiguë, et, en outre, la fréquence des complications gastro-intestinales, comme des accidents comateux, y rend dangereuse toute intervention médicamenteuse active. Les seules indications qu'on puisse jusqu'à un certain point remplir sont de soutenir l'appétit et de relever les forces. A ce titre les préparations de fer et de quinquina, l'huile de foie de morue surtout, rendent des services ; les frictions, les bains stimulants sont également utiles ; enfin les préparations arsenicales peuvent être employées, mais seulement dans la seconde enfance, lorsque l'état des voies digestives le permet.

La médication pharmaceutique n'a donc qu'une efficacité très problématique ; l'impuissance de la thérapeutique est d'autant plus accusée qu'on ne saurait songer ici à instituer un régime antidiabétique sévère. Chez l'enfant à la mamelle, force est de s'en tenir à la nourriture au sein ; chez l'enfant sevré l'alimentation se composera surtout de viandes, d'œufs, d'eau rougie, et enfin de lait en proportion modérée. Plus le malade avance en âge, plus son régime se rapproche de celui du diabète chez l'adulte.

Quant au *diabète des adolescents,* il ne donne lieu à aucune considération spéciale ; au point de vue diététique et médicamenteux, il ne se différencie guère des formes graves de l'adulte ; l'arsenic, les reconstituants, ferrugineux, quinine, huile de foie de morue, y tiennent la première place. On arrive quelquefois à l'enrayer en faisant séjourner les malades au voisinage de la mer ou dans des climats de moyenne altitude pendant l'été et dans les pays chauds pendant l'hiver.

QUATRIÈME PARTIE

Des eaux minérales dans le diabète sucré.

CHAPITRE PREMIER

Considérations générales sur les indications du traitement hydrominéral.

Le diabète sucré est un des états morbides où le traitement hydrominéral se montre le plus efficace. Si les cas de guérison complète, définitive, qu'on peut lui attribuer sont, en somme, assez rares, sauf en ce qui concerne le diabète accidentel, d'essence transitoire, l'observation clinique inscrit tous les jours à son actif, dans les formes chroniques ou sub-aiguës, des faits d'amélioration très marquée qui se traduisent soit par une atténuation habituellement très accusée de tous les phénomènes cardinaux du syndrome diabétique, soit même par une rémission plus ou moins prolongée durant de quelques semaines à quelques mois.

Peut-on soutenir, avec certains médecins sceptiques à l'égard des propriétés curatrices des eaux minérales, que ces heureux résultats sont dus en majeure partie à l'hygiène, dont les prescriptions sont mieux suivies dans une ville d'eaux que partout ailleurs? Certes, il n'est pas douteux que les diabétiques s'y trouvent dans les meilleures conditions hygiéniques, loin de leurs affaires, à l'abri des préoccupations de tout genre, vivant au grand air, faisant par la force des choses de l'exercice, menant une existence régulière et en quelque sorte végétative où le soin de leur santé constitue leur unique souci. Mais suffit-il de les envoyer pendant quelques semaines en villégiature pour amener une détente semblable à celle que produisent certaines cures thermales? Évidemment non; les eaux minérales agissent par elles-mêmes, indépendamment des questions de milieu, de genre de vie, etc., à telles enseignes que souvent leur influence bienfaisante se fait sentir, sans que les malades s'astreignent pendant leur cure à une diète alimentaire aussi rigoureuse que dans leur existence habituelle.

Mais ce mode d'intervention thérapeutique est-il indiqué dans toutes les variétés du diabète? Au premier abord, abstraction faite des cas où la maladie est arrivée à la période de cachexie ultime, on pourrait le croire, étant donné que l'emploi des eaux qui se partagent ce genre de clientèle, comme Vichy ou Carlsbad, amène presque constamment une atténuation de certains phénomènes diabétiques, tels que la glycosurie, la polyurie, la polydypsie? Mais de là à prétendre que l'état morbide dans son ensemble soit toujours amélioré, il y a loin; car ces rémissions partielles, souvent très éphémères, sont plus que compensées chez maints malades par l'aggravation d'autres symptômes, non moins inquiétants, tels que le dépérissement progressif, si bien que la cure thermale nous les rend parfois dans une situation beaucoup plus précaire qu'au début de ce traitement qui avait suscité tant d'espérances.

Pour pouvoir s'expliquer cette variabilité dans les résultats du traitement hydrominéral, il faudrait connaître exactement son mode d'action. Or, nous devons reconnaître qu'à cet égard nous sommes très imparfaitement renseignés. Qu'on expérimente, un à un ou réunis, les divers principes contenus dans les plus réputées des eaux minérales, les eaux bicarbonatées et sulfatées sodiques, on est loin d'obtenir des effets similaires à ceux que produit une cure thermale, par exemple à Vichy ou à Carlsbad. Bien plus, ainsi que l'observation journalière le montre, il en est de même pour l'emploi à domicile des eaux transportées. C'est ainsi que divers auteurs allemands ont constaté que l'eau de Mühlbrunnen, à Carlsbad, chauffée, n'a pas, lorsqu'elle est absorbée loin de la source, une action supérieure à celle de l'eau chaude vulgaire. Faut-il en conclure, ainsi qu'on l'a prétendu, que c'est à leur thermalité seule que les eaux alcalines doivent leur efficacité? Cette thèse n'est pas soutenable; car si, comme nous l'avons vu, l'eau chaude exerce par elle-même une influence favorable sur le processus arthritique en général et par suite sur certaines formes de diabète, si, par conséquent, la thermalité constitue un élément important de l'action hydrominérale, on ne saurait oublier que, parmi les sources utilisées à bon droit contre cet état morbide, il en est de froides.

Il y a donc là, comme du reste pour la plupart des eaux minérales, un *nescio quid* qui échappe encore à l'expérimentation. Mais à défaut de données de cet ordre, l'observation clinique assigne aux eaux alcalines deux propriétés fondamentales. D'un côté, et avant tout, elles modifient, par des voies encore mystérieuses, les échanges nutritifs, et à ce titre agissent à la façon des médicaments altérants contre l'arthritisme dans toutes ses modalités; d'autre part, elles influencent les fonctions digestives, toujours intéressées dans le diabète, qu'il soit d'origine arthritique ou qu'il relève d'une autre dyscrasie, hépatique ou pancréatique. On conçoit dès lors que, souveraines dans le diabète arthritique où elles interviennent à titre de médication anticausale en même temps que symptomatique, elles sont beaucoup moins actives dans les autres variétés de la maladie où elles ne s'adressent qu'à certains éléments du processus morbide, non les plus redoutables.

La notion pathogénique doit donc ici encore guider la thérapeutique, et les indications du traitement hydrominéral découlent de la classification des formes du diabète que nous avons essayé d'établir au début de ce travail. Aussi, avant de se décider à cet égard, le médecin devra-t-il toujours soumettre pendant quelque temps son malade à un traitement d'épreuve diététique et pharmaceutique, qui lui apprenne à quelle variété de diabète il a affaire et ce qu'il peut attendre d'une cure thermale.

CHAPITRE II

Traitement hydrominéral du diabète arthritique.

Quelque opinion qu'on se fasse sur le mode d'action des *eaux alcalines*, l'expérience de tous les jours démontre qu'elles exercent sur l'évolution du diabète arthritique une influence bienfaisante, bien supérieure à celle de tous les agents pharmaceutiques. Là est, on peut le dire sans exagération, le triomphe de la médication hydrominérale, nous venons de voir pourquoi. D'ailleurs, en raison de l'association de leurs principes fondamentaux, en proportions variables, avec d'autres substances minérales, les diverses eaux alcalines satisfont aux indications multiples qui résultent de l'observation clinique. Chaque diabétique a sa note personnelle, tenant à ce qu'au diabète s'associent souvent d'autres manifestations pathologiques qui même peuvent dominer la scène : d'où des combinaisons à l'infini entre ces divers éléments morbides qui créent autant d'indications, auxquelles répondent telles ou telles eaux minérales, antiarthritiques toutes mais avec des spécialisations différentes. C'est affaire de tact pour le médecin de dégager, dans cet ensemble clinique souvent complexe, le trait dominant pour faire un choix raisonné entre les stations qui se disputent les diabétiques de cet ordre.

Mais, avant de passer en revue les principales de

ces stations, il importe de se prononcer au sujet d'une thèse qui trouve encore des défenseurs parmi les médecins et qui surtout n'a pas perdu son crédit dans le grand public : celle de la cachexie alcaline. Sans doute, à l'envisager au point de vue de la chimie biologique, cette conception n'est plus défendable ; mais il n'en demeure pas moins certain que les eaux alcalines fortes, celles en particulier qui possèdent une action déplétive prononcée, ont une influence trop accusée sur les échanges nutritifs pour ne pas être dangereuses, quand elles sont employées mal à propos ou sans ménagements, de même qu'elles peuvent entraîner une perturbation de l'économie à redouter chez des individus dont la résistance organique est trop affaiblie. Tout en condamnant l'alcalinophobie, on ne doit pas tomber dans l'excès contraire en négligeant ce côté de la question, et dans les cas douteux il faut savoir se contenter de cures thermales à résultats moins brillants, mais aussi moins perturbatrices, et qui joignent à leur action antiarthritique des propriétés toniques et reconstituantes.

Si mentionner ici tous les types cliniques de diabète arthritique constituerait une tâche aussi stérile que fastidieuse, nous pouvons du moins en signaler les principaux.

Tout d'abord une distinction s'impose entre deux catégories de malades : les premiers, diabétiques avant tout, chez qui le diabète est absolument au premier plan ; les seconds, arthritiques plus que diabétiques et à ce titre présentant à côté de la glycosurie d'autres manifestations dyscrasiques dont il faut tenir compte, plus parfois que de l'hyperglycémie.

Dans le *diabète arthritique pur*, deux stations thermales, *Vichy* et *Carlsbad*, sont sans rivales ; car, à tort ou à raison, les eaux, même les plus minéralisées, de *Vals* sont surtout employées comme eaux de table. Et cependant — ce qui prouve le peu de valeur au point de vue thérapeutique des classifications hydrologiques fondées sur la composition chimique, — Vichy et Carlsbad appartiennent à deux catégories distinctes, puisqu'elles constituent le type, l'une des bicarbonatées sodiques, l'autre, des sulfatées sodiques.

Leur action est rapide, leurs effets parfois merveilleux. Au bout de quelques jours on voit d'habitude la glycosurie diminuer de moitié et même davantage, pendant que la soif et la polyurie, surtout nocturne, s'atténuent, que la sécheresse de la bouche disparaît. Souvent, à la fin de la cure, que d'ailleurs il ne faut jamais prolonger outre mesure, les urines, après des oscillations en sens divers, qui demeurent inexpliquées, sont revenues entièrement ou à peu près à la normale, les fonctions digestives se sont régularisées, enfin la dépression physique et intellectuelle, corollaire habituel de l'hyperglycémie, a fait place à une sensation de bien-être. Ce n'est souvent, il est vrai, qu'une rémission qu'il convient parfois, à Vichy du moins, d'accentuer, en faisant une seconde cure deux mois après la première ; mais, d'habitude, l'amélioration est si accusée que le diabétique attend avec impatience le moment où il pourra se retremper de nouveau à la station thermale qui lui a valu plusieurs semaines, plusieurs mois même, d'allègement à ses souffrances.

Mais Vichy ou Carlsbad peuvent-ils être employés indifféremment ? Doit-on surtout, avec certains au teurs allemands, accorder la prééminence à la station de Bohême, si fière de ses douze sources puissamment minéralisées, et particulièrement de la majestueuse gerbe d'eau hyperthermale du Sprudel? A ces deux questions nous n'hésitons pas à répondre par la négative en nous appuyant surtout sur l'observation de malades successivement envoyés à Vichy et à Carlsbad. Pour nous, Vichy s'applique à la généralité des diabétiques arthritiques; Carlsbad ne doit lui être préféré que dans des cas spéciaux, bien déterminés.

Sont particulièrement justiciables de Carlsbad les diabétiques obèses, à ventre gros, hémorrhoïdaires, atteints de dyspepsie intestinale avec constipation rebelle ou diarrhée tenace, ou chez qui le foie, la rate, les reins sont congestionnés, et même en voie de dégénérescence, en un mot ceux qui présentent cet état morbide qu'on a désigné sous le nom de stase veineuse, de pléthore abdominale. Dans ces cas, l'action profondément altérante et aussi déplétive à volonté des eaux de Carlsbad trouve son indication, pourvu toutefois que l'organisme ait assez de vitalité pour résister à leur influence perturbatrice. Nous avons en effet constaté maintes fois que beaucoup de malades, ceux d'un certain âge surtout, sont fort éprouvés pendant quelque temps par cette cure et qu'ils en reviennent améliorés au point de vue de la glycosurie, mais avec une dépression très marquée des forces, avec de l'anémie, des sensations vertigineuses, etc. On peut, il est vrai, remédier à cet ébranlement de l'économie en faisant suivre la saison de Carlsbad d'une cure d'air dans les montagnes à altitude modérée : pratique que nous ne saurions trop recommander.

Nous serions peut-être moins réservé — nous n'hésitons pas à le reconnaitre — au sujet des indications de Carlsbad, si nous n'avions surtout en vue la clientèle française, à tempérament beaucoup plus nerveux, à tendances infiniment moins congestives que la clientèle germanique en général. La constitution, le genre de vie et d'alimentation de la race anglo-saxonne la rendent, plutôt que la race latine, tributaire des eaux de Carlsbad.

De fait, la grande majorité de nos diabétiques, en dehors des cas spéciaux que nous venons de mentionner, trouvent plus de bénéfice à recourir aux eaux de Vichy, beaucoup moins perturbatrices, employées d'ailleurs avec plus de ménagement que ne le sont d'ordinaire celles de Carlsbad; elles sont aussi efficaces contre le diabète en lui-même, tout en n'amenant jamais, ou seulement à un faible degré, cette asthénie qui a pu faire naitre la légende de la cachexie alcaline.

Néanmoins Vichy, comme Carlsbad, est contre-indiqué chez les individus affaiblis soit par l'âge, soit par telle ou telle manifestation dyscrasique anémiante, soit enfin par un état neurasthénique très prononcé, et lorsqu'il existe une hypoazoturie assez accusée, qu'elle soit due à la dépression nerveuse ou liée à un processus de dénutrition.

Dans ces cas il faut recourir à des eaux moins actives. Carlsbad trouve en quelque sorte son succédané dans la station voisine de *Marienbad*, à sources presque aussi nombreuses et plus variées comme composition chimique, qui convient particulièrement aux diabétiques gras, pléthoriques, suffisamment résistants encore, à condition que l'on n'y cherche pas, pour se conformer aux traditions locales, à combattre avant tout l'obésité par l'action combinée des eaux et d'une hygiène très sévère, trop sévère même.

Les eaux très complexes de *Tarasp-Schuls* (Basse-Engadine) répondent aux mêmes indications que celles de Carlsbad ou de Marienbad ; si cette station est d'un abord assez difficile, ce qui n'est pas sans inconvénient pour les diabétiques auxquels les longs voyages peuvent être défavorables, elle se recommande par son climat très tonique, à l'altitude de 1,200 mètres, où ne se produisent que rarement des perturbations atmosphériques brusques.

Par contre, les eaux de *Neuenahr* (Prusse rhénane) doivent être rapprochées de celles de Vichy, avec une faible quantité de fer et un taux élevé d'acide carbonique qui les rendent à la fois toniques et de digestion facile ; leurs applications sont donc analogues à celles de notre station d'Auvergne avec une note un peu plus reconstituante ; elles sont aujourd'hui très populaires en Allemagne dans le diabète.

De même en France deux stations peuvent revendiquer les diabétiques arthritiques qui sont assez anémiés pour qu'on hésite à les envoyer aux eaux de Vichy : d'une part, *Royat*, utile surtout chez les vieillards et les neurasthéniques, comme nous le verrons plus loin ; d'autre part, et surtout, *la Bourboule*.

Étant donné la composition de ses eaux, où, à côté des bicarbonates de sodium et de lithium figurent le chlorure de sodium et l'arsenic, deux substances si souvent employées dans le traitement du diabète, il semblerait que la Bourboule réalise le type de la station antidiabétique. Mais les faits sont là pour prouver que l'usage de ces eaux diminue le taux du sucre dans des proportions moindres que ne le fait Vichy ou Carlsbad, et aussi que leurs effets favorables ne se produisent qu'au bout d'un espace de temps plus long, si bien que la cure doit, pour atteindre son maximum d'action, y être prolongée un mois au moins. Inférieure à cet égard, la Bourboule possède, en revanche, des propriétés reconstituantes précieuses pour les diabétiques affaiblis, et pour ceux surtout qui sont en voie d'émaciation. Enfin, au dire d'un médecin très consciencieux de cette station, du regretté Danjoy, elle serait surtout indiquée chez les diabétiques azoturiques ; en effet il résulte de ses statistiques que l'eau de la Bourboule rapproche le plus souvent le taux d'urée de la normale, qu'en d'autres termes elle enraie le processus de dénutrition qui précipite parfois la déchéance organique. Néanmoins, pas plus que ses congénères alcalines, elle n'est à recommander chez les diabétiques arrivés à la période de marasme, où seules les eaux reconstituantes proprement dites, dont nous parlerons plus loin, peuvent rendre quelques services.

D'autre part, il est un grand nombre de diabétiques arthritiques chez qui la glycosurie et les autres manifestations morbides soit du diabète, soit de l'arthritisme, sont assez peu prononcées, ou même assez intermittentes pour qu'une cure énergique soit jugée inutile, et chez qui un traitement très doux, en quelque sorte palliatif, est à recommander. Dans ce cas, on doit faire appel à des sources relativement peu actives, comme celles de *Pougues* (bicarbonatées calcaires), de *Sail-les-Bains* (silicatées calcaires), ou comme celles d'*Évian*, les moins minéralisées, presque amétallites, qui déterminent, les dernières surtout, une sorte de nettoyage à grande eau de l'organisme.

Évian convient particulièrement aux arthritiques hypoazoturiques.

Dans une troisième catégorie rentrent les cas où le diabète est combiné avec d'autres manifestations arthritiques. Le plus souvent, l'indication thermale ne varie pas de ce fait, puisque c'est surtout la diathèse qu'il faut combattre, et ce au moyen des eaux alcalines fortes; ainsi Vichy ou Carlsbad conservent tous leurs droits dans le diabète lorsqu'il s'associe à des affections gastriques, hépatiques, intestinales ou à l'uricémie.

Mais parfois aussi, quand un diabète peu accusé coïncide avec un autre syndrome arthritique très prononcé, il vaut mieux recourir à des eaux qui, tout en appartenant à la classe des alcalines, s'adressent moins à l'arthritisme lui-même et au diabète qu'à cette autre affection qui domine la scène.

Ainsi on s'adressera aux eaux calciques comme *Contrexéville*, *Vittel*, *Martigny*, *Capvern*, *Wildungen*, lorsque le diabète est associé à la goutte ou à la gravelle. De même, en cas de troubles vésicaux on conseillera Pougues, en cas d'anémie prononcée avec atonie des voies digestives, Saint-Nectaire. La note neurasthénique indique tout spécialement Royat, et même, lorsqu'elle est absolument dominante, des eaux qui n'exercent sur le diabète qu'une action bien aléatoire, comme Néris ou Gastein.

Enfin, *Ems* possède une indéniable efficacité contre les manifestations arthritiques portant sur les voies respiratoires, à type catarrhal, et doit à cet égard être préférée à sa congénère française, *Royat*, tandis que *le Mont-Dore* reste la station de choix lorsqu'il existe surtout des phénomènes congestifs du côté des bronches ou des troubles asthmatiformes. Ces eaux

sont également de quelque utilité dans la tuberculose à son début ; mais, pour peu que l'évolution tu-
berculeuse ait quelque intensité, mieux vaut s'abstenir de tout traitement hydrominéral que de recourir
aux eaux indiquées *a priori* en pareil cas, comme
Ems, le Mont-Dore et même la Bourboule.

CHAPITRE III

Traitement hydrominéral des diabètes pseudo-arthritique et nerveux.

Nous croyons pouvoir réunir ici ces deux formes de diabète qui se confondent au point de vue des indications du traitement hydrominéral. Car, dans l'une et l'autre, les symptômes cardinaux de la maladie, sauf la polyurie, sont généralement peu accusés, tandis que la note dépressive, au physique et au moral, et l'élément neurasthénique figurent au premier plan.

Aussi n'est-il pas opportun de s'adresser aux eaux bicarbonatées fortes et surtout aux sulfatées sodiques, trop perturbatrices et trop débilitantes, et qui, à l'âge critique surtout, pourraient avoir de sérieux inconvénients. Ici le choix s'impose d'une station qui satisfait à toutes les indications tant par son action sur les mutations nutritives que, surtout, par ses propriétés reconstituantes et antineurasthéniques incontestables, *Royat*, dont en particulier les manifestations morbides polymorphes de la ménopause sont le plus souvent justiciables. Au cas où, en raison de la bénignité du diabète, une cure légère est seule indiquée, on peut s'adresser aux eaux d'*Évian* qui régularisent le processus nutritif et ainsi exercent une heureuse influence sur les états neurasthéniques.

Lorsqu'il existe plutôt des phénomènes d'excitation nerveuse, — ce qui concorde d'ordinaire avec des manifestations anémiques, — il faut accorder la préférence soit aux cures ferrugineuses, soit à un traitement hydrothérapique suivi avec méthode dans des établissements spéciaux. Mais rien ne vaut ici l'action stimulante d'un séjour prolongé à des altitudes moyennes, de 700 à 1000 mètres au-dessus du niveau de la mer, surtout si l'on choisit des localités où le malade peut en même temps bénéficier d'une cure martiale ou d'un traitement hydrothérapique. Bussang ou Gérardmer dans les Vosges et Heiden dans l'Appenzell répondent tout particulièrement à ces indications.

CHAPITRE IV

Traitement hydrominéral du diabète malin.

C'est ici que le choix de la station hydrominérale est le plus délicat. Si, en présence d'un état qui défie toute intervention pharmaceutique, une cure de ce genre semble être la dernière arme du médecin dans sa lutte contre une évolution morbide à allures progressives, il ne faut pas, d'autre part, oublier que, dans cette variété de diabète, toute médication intensive est à redouter, surtout lorsqu'elle s'accompagne d'un changement brusque dans l'existence et le régime du malade. Enfin on doit tenir compte de ce fait qu'en repoussant toute idée de traitement hydrominéral le médecin risquerait parfois de porter une grave atteinte au moral du diabétique qui y verrait la preuve d'une situation désespérée.

Comme par leur action, soit sur les fonctions digestives soit sur le mouvement nutritif, les alcalins peuvent ici encore enrayer l'évolution morbide, on ne doit pas renoncer à utiliser les eaux bicarbonatées sodiques ou calcaires, ou celles de la Bourboule dans les conditions que nous avons précisées. A défaut d'une guérison qui ne peut être obtenue ou même d'une amélioration d'une longue durée qui est fort problématique, on est en droit d'espérer une rémission passagère. N'oublions pas, d'ailleurs, qu'à la période précachectique il est souvent très difficile de se prononcer sur la nature d'un diabète, et que le succès même de la médication thermale est une pierre de touche pour le diagnostic et le pronostic.

Néanmoins, pour peu qu'il y ait doute, ce n'est qu'avec prudence qu'il faut recourir aux sources alcalines fortes, comme Vichy et surtout Carlsbad, et l'usage d'eaux assez faiblement minéralisées comme Pougues ou reconstituantes comme Royat ou la Bourboule est le plus souvent préférable, du jour notamment où soit la tendance à l'asthénie, soit la dénutrition par azoturie se manifestent.

Quand les symptômes cachectiques commencent à apparaître, les eaux antidiabétiques proprement dites sont plus dangereuses qu'utiles et l'on doit se borner à soutenir les forces, à relever l'état général du malade. Souvent d'ailleurs on arrive de la sorte, par voie indirecte, à diminuer la glycosurie et, ce qui importe plus, à atténuer les divers phénomènes morbides connexes à l'hyperglycémie. *A priori* deux espèces d'eaux minérales, les *chlorurées sodiques* et les *ferrugineuses*, semblent appelées à remplir cette indication; en réalité les premières sont rarement utiles, les secondes, au contraire, possèdent une réelle efficacité. Mais à l'action de la cure hydrominérale il faut, dans ces cas, joindre celle tout aussi importante, sinon davantage, de l'altitude, et dans le choix à faire tenir autant compte des conditions climatériques que de la richesse de telle ou telle source en principes ferrugineux.

Or ce sont les altitudes moyennes, de 500 à 1000 mètres, qui nous paraissent convenir le mieux aux diabétiques. A ces hauteurs, l'exercice musculaire est rendu plus facile, la torpeur physique et morale diminue, l'appétit se réveille, les fonctions digestives s'effectuent avec plus de régularité, et les processus nutritifs en général avec plus d'activité; et ce sans avoir à craindre, comme lorsqu'on s'élève davantage, une perturbation trop grande de l'organisme, ou les refroidissements produits par des variations atmosphériques trop brusques. A ce titre, Bussang, dans les Vosges, les sources du massif du Kniebis (Grand-duché de Bade), dont Rippoldsau est la plus fréquentée, sont préférables à Forges, à Spa et même à Schwalbach. Quant à Saint-Moritz (Haute-Engadine), situé à 1800 mètres d'altitude, ses indications sont, ce nous semble, difficiles à établir, car si son climat alpestre par excellence, ses eaux très puissantes, agissent merveilleusement dans certains cas, il est beaucoup de malades qui, sans que rien souvent permette de le prévoir, s'y trouvent fort incommodés. En fait de stations ferrugineuses aux hautes altitudes, Morgins (val d'Illiez, Suisse), situé à 1400 mètres, mérite d'être signalé en raison de son climat très tonique et de son exposition suffisamment abritée.

Pour en finir avec les questions de climatothérapie, nous dirons qu'en général le séjour en été aux bords de la mer convient moins aux diabétiques, surtout lorsqu'il est prolongé, qu'une cure d'air dans les montagnes ; cela tient sans doute à leur état neurasthénique habituel qui s'accommode médiocrement du voisinage de la mer, particulièrement dans les plages peu abritées.

Enfin, en hiver, il y a grand avantage à les envoyer dans certaines stations méridionales où ils sont moins exposés aux refroidissements que dans les régions froides ou même tempérées, et où, en outre, ils peuvent mener plus facilement la vie en plein air et l'existence active qui leur sont si utiles.

Mais tous ces déplacements ne sont réellement avantageux qu'au cas où les malades trouvent dans leur nouvelle résidence des conditions aussi favorables au point de vue moral et matériel que dans leurs foyers.

CHAPITRE V

Contre-indications des cures hydrominérales.

Les cures hydrominérales sont formellement contre-indiquées dans les conditions suivantes, que nous avons déjà mentionnées ou sur lesquelles nous aurons à revenir ultérieurement :

1° Lorsque la cachexie ou la dépression psychique sont très prononcées ;

2° Lorsqu'il existe des accidents acétonémiques, ou même que ceux-ci aient été assez accusés à une époque récente ;

3° En cas de complications graves : mal de Bright ou albuminurie notable ; tuberculose en voie d'évolution, surtout quand elle affecte la forme éréthique ; désordres cardiaques ou lésions artérioscléreuses manifestes ; dégénérescence scléreuse manifeste du foie ou des reins.

Enfin aux deux extrêmes de la vie, les eaux minérales sont très rarement indiquées.

Dans la vieillesse, l'évolution du diabète est d'habitude trop lente et trop bénigne pour justifier l'emploi de cette médication qui, par son action perturbatrice, si légère qu'elle puisse être, présente de sérieux inconvénients. Toute cure hydrominérale recèle une part d'inconnu ; rien ici n'autorise à exposer à ces hasards un malade, qui vit en assez bonne intelligence avec son diabète, mais dont l'organisme affaibli ne pourrait faire les frais d'une réaction quelque peu intense.

D'autre part, dans l'enfance ou dans l'adolescence, le diabète revêt habituellement une allure trop rapide pour que le traitement hydrominéral ait une réelle efficacité. Tout au plus serait-il parfois légitime, en désespoir de cause, de recourir aux eaux de la Bourboule, si précieuses dans la plupart des anémies de l'enfance.

CINQUIÈME PARTIE

Traitement des complications et des épiphénomènes principaux du diabète sucré.

Il est assez rare que le diabétique meure du fait même de la maladie, par cachexie progressive. Le plus souvent la mort est amenée ou précipitée par des incidents pathologiques, d'autant plus redoutables qu'ils nécessitent parfois une médication hygiénique ou thérapeutique absolument opposée à celle du diabète. A côté de ces complications qui entraînent un danger plus ou moins immédiat, il en est d'autres qui, sans menacer directement l'existence du diabétique, portent atteinte à l'une des fonctions de l'économie, ou qui par les souffrances qu'elles lui causent augmentent son état de dépérissement.

Complications proprement dites ou épiphénomènes se produisent dans tous les appareils : car partout peut se faire sentir l'action nocive d'un sang vicié par la dystrophie. La liste en serait donc interminable, particulièrement si nous prenions au pied de la lettre les descriptions classiques. Mais, ici encore, il faut remarquer que les pathologistes ne tiennent pas suffisamment compte du terrain sur lequel se développe le diabète et portent indûment à son passif des manifestations morbides qui relèvent en réalité de la maladie mère, arthritisme, ou névropathie. Cette question n'a du reste ici qu'une importance secondaire ; car, quelle que soit en réalité leur filiation ou leur signification nosologique, ces incidents morbides contingents introduisent dans le complexus pathologique des indications thérapeutiques nouvelles qui s'imposent à notre examen.

La première place appartient aux manifestations cétonémiques, lesquelles relèvent toujours de la dyscrasie diabétique dont elles constituent l'expression clinique la plus saisissante ; quant aux autres complications, dont l'origine reste souvent obscure ou indécise, nous les passerons en revue au point de vue thérapeutique, en suivant l'ordre anatomique, appareil par appareil.

CHAPITRE PREMIER

Traitement de l'acétonémie.

La dénomination d'acétonémie s'applique aujourd'hui à un ensemble de phénomènes pathologiques dus à un empoisonnement de l'économie qui relève sans doute de plusieurs influences morbides combinées, dont la mieux connue est l'action toxique de certains produits anormaux de décomposition du glycose. L'acétonémie est au diabète sucré ce que l'urémie est au mal de Bright, mais avec une note plus sévère encore qui laisse d'ordinaire peu de chances de succès à la médication.

Avant d'exposer les indications thérapeutiques que celle-ci comporte, il faut que nous rappelions succinctement les formes cliniques de l'acétonémie, les conditions étiologiques qui président à son développement, et enfin la conception pathogénique qui peut et doit servir de guide à une intervention rationnelle.

Cliniquement l'acétonémie se traduit par divers symptômes du côté des voies digestives et du système nerveux qui portent le cachet de l'intoxication ; mais sa caractéristique est surtout dans deux signes qui lui appartiennent en propre, l'odeur de pomme de reinette ou de chloroforme, odeur d'acétone, qu'exhalent les malades, et la coloration rouge-bordeaux que prennent les urines au contact du perchlorure de fer (réaction de Gehrardt).

Tantôt l'empoisonnement est brutal et se manifeste par des désordres nerveux intenses : *coma diabétique*; tantôt l'évolution est moins brusque, progressive, pour aboutir néanmoins, si l'on n'intervient pas activement, aux manifestations cérébrales les plus graves : *acétonémie lente*. Dans ce dernier cas, les symptômes sont parfois assez peu accusés, au point que leur véritable signification pourrait passer inaperçue, n'étaient la réaction des urines et l'odeur de l'haleine des malades.

Il nous sera permis de reproduire ici textuellement la description que nous donnions en 1880 du *coma diabétique*. Il s'annonce d'ordinaire par des prodromes, tels que céphalalgie frontale intense, vertiges, et surtout des troubles gastriques, anorexie, pyrosis, vomissements ou diarrhée profuse. A ces symptômes encore vagues, qui rappellent le début de l'urémie, s'en ajoutent bientôt d'autres, qui, eux, ont une grande valeur diagnostique. En proie à une agitation incessante, le malade accuse une oppression, un sentiment d'angoisse des plus pénibles ; et, pendant que la circulation s'accélère, du côté de l'appareil respiratoire se produisent les phénomènes les plus remarquables. Les mouvements respiratoires, d'abord précipités, se ralentissent peu à peu, deviennent de plus en plus profonds, de plus en plus suspirieux. L'excitation du début fait place à un assoupissement progressif ; puis se montrent des signes de collapsus ; la température s'abaisse, les extrémités se refroidissent ; enfin le malade tombe dans un état comateux que n'interrompt d'ordinaire aucune crise convulsive et qui persiste jusqu'à la mort. Dyspnée spéciale et coma ultime, absence de mouvements convulsifs, tels sont les traits principaux de ce syndrome morbide, auquel la dénomination de coma dyspnéique a pu être appliquée à juste titre.

Tandis que dans le coma diabétique les phénomènes nerveux dominent la scène, masquant les autres, dans l'*acétonémie lente*, au contraire, ce sont les troubles gastro-intestinaux qui, à l'origine, figurent au premier plan, bien que la note névropathique ne fasse jamais défaut. Le malade se plaint que son appétit diminue, que ses digestions sont laborieuses; il accuse beaucoup de lassitude, une grande apathie physique et morale. Tous ces symptômes s'accentuent rapidement; l'appétit se perd complètement, la langue devient saburrale, pâteuse, le ventre ballonné, douloureux à la pression surtout dans la région gastrique; une constipation tenace se produit, qu'entrecoupent pourtant parfois des crises diarrhéiques. En même temps l'intoxication cérébrale s'affirme, d'abord par des phénomènes d'excitation, irritabilité du caractère, incohérence de la parole, agitation surtout nocturne, insomnie, puis par des signes de dépression, de la torpeur ou une somnolence dont le malade ne sort que pour se plaindre d'une vive céphalalgie. Enfin la respiration est par moments pénible, entrecoupée, affectant quelquefois le type de Cheyne-Stokes. Cette situation peut se prolonger quelques jours, deux ou trois semaines même quand il ne s'agit pas d'individus antérieurement cachectisés. Si l'on n'intervient pas, elle s'aggrave progressivement, pour se terminer rapidement soit par des manifestations comateuses, soit par des accidents syncopaux qui relèvent d'un collapsus cardiaque. Parfois aussi, sous l'influence de la médication, une amélioration se produit qui n'est souvent que passagère. La guérison complète, plus rare, ne s'observe que dans les formes légères, caractérisées surtout par des troubles intestinaux, tandis que les accidents cérébraux de quelque intensité et plus encore la dyspnée sont d'un très fâcheux augure.

L'acétonémie se voit de préférence dans les diabètes graves, aigus, chez les individus jeunes; elle survient quelquefois, sans cause appréciable, par les progrès mêmes de la maladie, arrivée à la période cachectique. On a prétendu, comme nous l'avons vu, que la diète carnée exclusive y prédisposait. Jaenicke admet qu'en perturbant les fonctions digestives elle favorise la production dans l'intestin de divers produits toxiques aux dépens du sucre. Plus fréquemment l'acétonémie éclate soudain, sous l'influence de conditions morbides qui ébranlent brusquement l'équilibre déjà si compromis du diabétique, telles qu'une affection aiguë intercurrente, des émotions morales, des fatigues, un voyage de trop longue durée, etc.

Ces données étiologiques ont leur valeur en ce qui touche la conception pathogénique que l'on doit se faire de l'acétonémie; car elles plaident contre la théorie simpliste qui semble prévaloir aujourd'hui. La tendance actuelle est, en effet, de rapporter toutes les manifestations morbides à une intoxication de l'économie par un acide encore indéterminé, acide diacétique, oxybutyrique, etc. Cet acide, provenant de la combustion incomplète du sucre, déterminerait des accidents d'empoisonnement, tant par sa propre action toxique qu'en diminuant l'alcalinité du sang. Que l'existence de la réaction de Gerhardt dans l'acétonémie prouve bien la réalité de cette intoxication acide, on ne saurait le nier; mais il n'y a là qu'un des éléments du problème pathogénique, d'autant que la coloration rouge des urines au contact du perchlorure de fer peut se produire sans qu'il y ait acétonémie, au sens clinique du mot. Il faut aussi tenir compte et des conditions morbides préexistantes et des causes déterminantes dont nous venons de parler.

Que se passe-t-il en effet dans les formes graves du diabète? Baignées par un sang qui a perdu sa constitution physiologique, les cellules ne peuvent plus puiser dans le milieu nourricier les matériaux qu'elles doivent s'assimiler après élaboration préalable, et d'autre part elles ne peuvent y déverser les produits de la combustion organique. D'où un état de souffrance qui reste parfois à peu près latent jusqu'à ce que l'intoxication acide aggrave encore une situation déjà si troublée. Qu'enfin survienne un choc nerveux, et l'équilibre sera définitivement rompu. Ainsi dyscrasie sanguine et dystrophie élémentaire retentissant nécessairement l'une sur l'autre dans un véritable cycle morbide, altérations anatomiques ou fonctionnelles des émonctoires, influence nocive de divers produits acides de dédoublement du sucre, enfin ébranlement soudain de l'organisme, voilà autant de facteurs morbides qui jouent un rôle dans l'acétonémie.

Dès lors on s'explique le caractère précaire de l'intervention thérapeutique dans les formes aiguës de l'intoxication. Elle ne saurait être efficace qu'en répondant à trois indications fondamentales : activer les combustions pour amener la glycose à se brûler complètement; stimuler les fonctions nerveuses, et enrayer la dyscrasie acide. Or, lorsque l'empoisonnement est rapide et le danger imminent, quelle médication ne serait pas devancée par les événements dans son effort pour accélérer les oxydations organiques, et en particulier celle du sucre? On ne peut donc que recourir à un traitement purement palliatif, dirigé à la fois contre l'asthénie nerveuse et contre la dyscrasie acide.

Pour lutter contre la tendance comateuse, on fait appel aux stimulants généraux, tels que l'acétate d'ammoniaque, les alcools à haute dose, les injections d'éther et de caféine : médication banale qui demeure ici sans aucune efficacité.

Aussi le traitement du coma diabétique se résume-t-il aujourd'hui dans l'emploi des alcalins, destinés à enrayer l'intoxication acide. Or on peut les introduire dans l'organisme par trois voies; l'estomac, les veines, le tissu cellulaire sous-cutané.

En donnant par la bouche des quantités considérables de sels alcalins les plus divers, bicarbonate, acétate, tartrate de soude, enfin du citrate de soude, recommandé par Reynolds, on n'a jamais enregistré ques de insuccès. Il était facile d'ailleurs de le prévoir; car, ainsi que les recherches récentes de Freudberg le prouvent, il faudrait, pour obtenir un changement appréciable dans l'alcalinité du sang, administrer plus de 60 grammes de bicarbonate de soude par jour.

On pouvait espérer de meilleurs résultats, soit en introduisant directement dans le sang des doses massives de sels alcalins, suivant la méthode de Dickinson et de Stadelmann, soit en les administrant simultanément par diverses voies. La *médication intra-veineuse* a été employée *larga manu*. Ainsi

Minkowski a injecté 84 grammes de bicarbonate de soude en une seule fois. Dickinson a été encore plus loin : chez une femme de vingt-cinq ans, dans le coma, il injecte, en une heure et demie, 3,180 grammes d'une solution aqueuse de chlorure de sodium, de chlorure de potassium et de bicarbonate de soude; la malade reprend connaissance, mais retombe dès le lendemain dans le coma. Nouvelle injection de 1,500 grammes de cette solution dans les veines du pied, suivie d'une amélioration très passagère et mort peu après.

D'autre part, divers médecins ont injecté des solutions alcalines dans le tissu cellulaire sous-cutané; méthode qui, théoriquement au moins, est à recommander.

Malheureusement, abstraction faite d'un cas de Minkowski et d'un autre de Senator, la médication alcaline, sous toutes ces formes, n'a jamais donné de bons résultats.

De même Lépine et Lecorché ont échoué en injectant le sérum artificiel d'Hayem qui contient 5 gr. de chlorure de sodium et 10 grammes de sulfate de soude pour un litre d'eau, et plusieurs médecins, Hilton Fagge, Kussmaul, Lecorché ont pratiqué sans succès la transfusion sanguine.

Enregistrons enfin deux tentatives infructueuses faites par Senator avec le sozoiodol.

En résumé, la thérapeutique est complètement désarmée contre les accidents comateux de l'acétonémie; c'est une raison de plus pour combattre activement les manifestations moins intenses de cette intoxication qui sont souvent les avant-coureurs du coma diabétique.

Dès que, chez un diabétique, apparaissent des trou-

bles dyspeptiques qu'en raison de la réaction urinaire on peut soupçonner d'origine acétonémique,
il faut, par une médication énergique, enrayer le
processus d'intoxication, et, à cette fin, activer le
jeu de toutes les fonctions excrémentitielles.

Du côté de l'appareil digestif, diverses indications
sont à remplir. On doit réveiller l'appétit, d'abord
en supprimant le régime exclusif, s'il était suivi jusqu'à ce jour, et en se montrant très tolérant dans le
choix des aliments, pour se conformer autant que
possible aux goûts du malade, puis en administrant
des amers, tels que la noix vomique ou les préparations strychnées. Dans le but d'enrayer les fermentations intestinales, les antiseptiques, bétol, benzo-
naphtol, charbon de peuplier, sont à recommander.
La constipation devra être combattue, d'autant qu'il
faut veiller à ce que les produits toxiques soient
expulsés de l'organisme, par des purgatifs répétés
comme l'huile de ricin ou le sulfate de magnésie.

Pour peu que les urines se raréfient, on recourra
sans tarder aux diurétiques, par exemple à la caféine
en injections hypodermiques et aux grands lavements
d'eau froide ou enfin, mais en dernier lieu, à la macé-
ration de digitale.

Les fonctions cutanées seront stimulées par des
frictions sèches ou alcoolisées.

Par contre, de tous les médicaments antidiabétiques, les alcalins seuls devront être conservés; on
les administrera même à aussi hautes doses que le
permettra l'état des voies digestives. Les autres,
notamment l'opium, les bromures, l'antipyrine sont
à proscrire, en raison de leur action dépressive sur
le système nerveux.

Enfin au moyen des stimulants diffusibles et des

toniques de tout genre on s'attachera à prévenir, autant que possible, ou à enrayer les symptômes d'asthénie nerveuse, précurseurs des manifestations comateuses.

Alors même que, par cette médication complexe, on est arrivé à faire disparaître les accidents acétonémiques, des rechutes sont toujours à craindre. Aussi le malade devra-t-il être l'objet d'une surveillance incessante. Tout travail fatigant, tout exercice violent, toute occupation qui l'expose à des secousses morales lui seront plus que jamais interdits. La moindre infraction aux prescriptions hygiéniques peut, en effet, donner lieu soudain aux manifestations comateuses qui défient les efforts de la thérapeutique.

CHAPITRE II

Traitement des affections rénales dans le diabète. — De l'albuminurie chez les diabétiques.

De toutes les manifestations accidentelles du diabète sucré, l'albuminurie est peut-être la plus fréquente si l'on fait entrer en ligne de compte les cas où elle n'existe qu'à l'état rudimentaire. Sur cent diabétiques, Garrod l'a observée dix, Smoler dix-sept, Van Dusch vingt-huit et Bouchard quarante-trois fois.

Souvent, le plus souvent même, l'albumine est en quantité impondérable; il est rare qu'elle dépasse le taux de 1 ou 1 gr. 50; cependant elle peut, à titre exceptionnel, atteindre des chiffres aussi élevés que dans les néphrites les plus franches.

Parfois transitoire ou intermittente au début, l'albuminurie finit d'ordinaire par devenir permanente; mais il n'y a aucun parallélisme entre la quantité du sucre et celle de l'albumine. A la période ultime, il est assez fréquent de voir la glycosurie diminuer pendant que l'albuminurie augmente.

On a émis au sujet de la pathogénie de l'albuminurie diabétique les idées les plus contradictoires; mais deux seulement de ces théories méritent d'être retenues. On peut, avec Lecorché et Talamon, admettre qu'elle est toujours liée à une lésion rénale, superficielle ou profonde, ou, avec Bouchard, mettre en cause la dystrophie qui, portant sur les matières albuminoïdes, leur donnerait un état moléculaire spécial qui faciliterait leur filtration à travers les reins.

Nous ne saurions aborder ici cette question qui nous entraînerait à discuter la pathogénie de l'albuminurie en général. En tout cas, il est certain que, si parfois l'albuminurie diabétique s'accompagne d'un ensemble de symptômes qui rappellent le mal de Bright vulgaire sous forme parenchymateuse ou interstitielle, le plus souvent, au contraire, toute manifestation de ce genre fait défaut. D'ailleurs, ne pourrait-on pas fréquemment, comme pour l'azoturie, incriminer ici la diathèse arthritique plutôt que la dystrophie diabétique? C'est en effet chez les diabétiques arthritiques que nous avons rencontré le plus souvent l'albuminurie. Ainsi s'explique que Bouchard l'ait surtout observée dans ce qu'il appelle les cas légers (ceux où les urines ne renferment pas plus de 50 grammes de sucre). Sur cent cas de diabète léger, elle s'observerait, dit-il, soixante fois; sur cent cas de diabète sérieux, vingt-cinq fois seulement.

On ne s'accorde pas davantage sur la valeur pronostique de l'albuminurie chez le diabétique. Pour Bouchard, bien qu'elle se voie surtout dans le diabète gras, elle indique toujours un vice plus profond de la nutrition, et, par suite, ajoute un élément de gravité à la maladie. Il prétend, en outre, que la phthisie pulmonaire se rencontre presque exclusivement chez les diabétiques albuminuriques. Prout, Rayer, Marchal de Calvi assignèrent à l'albuminurie dans le diabète une signification pronostique encore plus grave.

Par contre, Gubler considérait l'albuminurie « comme un bon indice puisqu'elle dénote un ralentissement de cette activité du foie par la formation de la glycose aux dépens de la substance protéique qu'il laisse enfin passer sans modification au travers de son tissu. L'albuminurie surajoutée au diabète est donc un signe favorable, mais elle n'est pas la cause de l'amélioration qui se produit concurremment ».

Entre ces deux thèses contraires, la note juste est, ce semble, celle qu'ont donnée Lecorché et Talamon qui distinguent deux variétés de diabétiques albuminuriques, les uns, diabétiques simplement albuminuriques, les autres, diabétiques brightiques. Dans le premier cas, la maladie originelle n'est guère modifiée ni aggravée; dans le second, au contraire, la situation est très assombrie du fait de l'albuminurie, alors surtout qu'elle se substitue à la glycosurie. La disparition du sucre, coïncidant avec l'apparition de phénomènes brightiques, a la plus fâcheuse signification, et l'on peut dire que, « si le diabète est guéri, le diabétique est perdu ».

Le mal de Bright vrai, sous ses deux types dont la néphrite parenchymateuse est de beaucoup le plus fréquent, doit du reste être considéré comme assez rare; Seegen, par exemple, l'a rencontré neuf fois seulement sur cent quarante cas. On s'accordait d'ailleurs, jusqu'ici à admettre qu'il reconnaît d'ordinaire pour cause moins le diabète que des états constitutionnels ou infectieux, antérieurs ou concomitants. Mais tout récemment Bussière a prétendu qu'il existe une néphrite parenchymateuse dépendant de la dyscrasie diabétique elle-même, néphrite à laquelle il assigne une physionomie clinique propre : l'albuminurie y serait peu abondante, apparaîtrait à une période avancée de la maladie ; la quantité des urines se maintiendrait à un taux relativement élevé, l'hématurie y serait exceptionnelle. Quoi qu'il en soit, Bussière admet avec tous les auteurs que la néphrite parenchymateuse diabétique aggrave toujours le pronostic de la maladie causale, à la suite soit de complications viscérales, soit d'accidents causés par l'élimination insuffisante des matériaux toxiques de l'urine.

Par contre, comme l'ont fait très judicieusement remarquer Stokvis et Frerichs, nombreux sont les diabétiques chez qui, pendant des années, on constate des traces ou même une quantité pondérable d'albumine dans les urines, sans qu'aucune complication n'apparaisse de ce chef, sans que leur état général périclite, alors même qu'on ne s'en préoccupe en aucune façon au point de vue thérapeutique. Cependant il résulte des observations de Leroux que dans l'enfance l'albuminurie comporte un pronostic toujours sévère.

C'est au point de vue de Lecorché et Talamon qu'il faut se placer pour établir, au moins chez l'adulte, les indications thérapeutiques dans l'albuminurie diabétique. Au premier abord on pourrait craindre d'être enfermé dans ce dilemme d'augmenter l'albuminurie en maintenant le régime antidiabétique et particulièrement l'alimentation azotée, ou de donner un essor à la glycosurie en instituant à l'intention de l'albuminurie la diète lactée ; mais, en fait, la solution du problème est facile à trouver chez la plupart des malades.

Dans les cas — et ce sont de beaucoup les plus nombreux — où l'urine ne renferme qu'une très faible quantité d'albumine et où il n'existe aucun phénomène de brightisme, l'albuminurie est presque une quantité négligeable. Cependant on restreindra quelque peu la proportion d'éléments azotés dans l'alimentation en insistant sur les graisses et en se montrant plus tolérant à l'égard des féculents. Il peut même arriver que les progrès de l'albuminurie forcent à réduire de plus en plus la nourriture azotée ; dans ce cas l'usage du lait, mais à dose modérée, est utile.

Quant à l'intervention médicamenteuse, elle doit subir quelques modifications du fait de l'albuminurie. Les alcalins, les arsenicaux, les sels de quinine, le bromure de potassium, peuvent être employés sans hésitation : mais on emploiera avec circonspection les médicaments qui influencent particulièrement la polyurie. C'est le cas pour les opiacés qui sont en général contre-indiqués chez les albuminuriques, pour la valériane et surtout pour l'antipyrine que l'on a accusée, comme nous l'avons vu, d'occasionner à la longue de l'albuminurie. Lecorché pense que le lactate de strontium pourrait ici rendre des services ; mais l'action sur l'albuminurie, si vantée dans ces derniers temps, des sels de strontium, comme celle de l'acide lactique sur le diabète, nous semble bien problématique.

En ce qui concerne le traitement hydrologique, l'albuminurie légère ne doit guère modifier notre ligne de conduite, et par exemple nous n'hésitons pas à recommander les eaux alcalines fortes, telles que Vichy et Carlsbad, celle-ci surtout, lorsqu'à tous les autres points de vue elles nous paraissent indiquées. Néanmoins, en cas de doute, il est prudent de s'adresser à des eaux plus faiblement minéralisées, comme Ems, Royat, Pougues et même Évian. Mais, pour en finir avec cette question, quand l'albuminurie est plus accusée (un à deux grammes par jour) et surtout quand il existe des symptômes de nature à faire craindre un début de néphrite interstitielle comme de la céphalée ou des œdèmes fugaces, les cures thermales énergiques ne sont guère à recommander. Enfin, lorsqu'on est en présence d'un mal de Bright confirmé, quelque peu accentuées que soient ses manifestations, il faut renoncer à tout traitement hydrominéral.

Dans les cas de brightisme douteux ou d'albuminurie à marche progressive, on ne saurait à l'avance se fixer une ligne de conduite immuable. Lorsqu'il s'agit de diabétiques qui jusqu'à ce jour ont bien supporté leur mal, on peut substituer la diète lactée partielle ou même complète au régime antidiabétique, quitte à reprendre celui-ci dès que l'analyse des urines révèle une augmentation notable de la glycosurie. Quelquefois on constate, non sans surprise, que le diabète ne se trouve pas sérieusement influencé par l'usage du lait; chez d'autres malades, au contraire, la recrudescence de la glycosurie contraint vite le médecin à revenir à ses anciens errements. C'est donc en tâtonnant, en louvoyant que l'on arrive à établir un *modus vivendi* qui ne compromette pas ces intérêts contradictoires. L'intervention pharmaceutique doit être alors réduite au minimum, à l'emploi soit des alcalins et des arsenicaux à très faible dose, soit des préparations de quinquina.

Qu'enfin la note brightique se prononce, que l'on constate de l'œdème, de la céphalée, de la dyspnée, que surtout l'albuminurie augmente pendant que la glycosurie s'atténue ou même disparaît, c'est contre l'ennemi nouveau qu'il faut porter toutes ses forces.

Le diabète s'efface devant le mal de Bright, et le danger est d'autant plus pressant que l'on est menacé d'accidents d'auto-intoxication où l'urémie et l'acétonémie jouent à la fois un rôle. Il n'y a plus dès lors d'autre régime possible que le régime lacté aussi sévère que le malade pourra le tolérer, d'autre traitement qu'une médication purement symptomatique, variable par conséquent suivant chaque cas particulier.

CHAPITRE III

Complications pulmonaires.

Phthisie diabétique. — Koch a démontré qu'un milieu de culture sucré est favorable à la pullulation du microbe de la tuberculose. Ainsi s'explique, mais en partie seulement, la fréquence de la phthisie au cours du diabète ; car il faut également tenir compte de l'épuisement vital qui livre l'économie sans défense à l'invasion bacillaire. En effet, la tuberculose s'observe surtout dans le diabète grave et chez des individus soumis à des privations ou qui se trouvent dans de mauvaises conditions hygiéniques. Ainsi, très répandue dans les milieux hospitaliers où, par exemple, Griesinger a vu mourir tuberculeux quarante-trois diabétiques sur cent, elle sévit beaucoup moins dans la classe aisée, d'après le témoignage de Durand-Fardel, de Brouardel, et de bien d'autres cliniciens.

Il est généralement admis que les chances de phthisie sont d'autant plus grandes que le diabétique est plus jeune : corollaire naturel de la gravité de la maladie dans la première période de la vie. Mais cette formule n'est exacte qu'à partir de l'adolescence ; car c'est surtout entre quinze et trente ans que survient la tuberculose.

De même on a exagéré la rapidité de son évolution en disant qu'elle affecte presque toujours la forme subaiguë ou galopante. Non seulement chez les vieillards elle peut présenter une allure lente, mais même chez les adultes elle subit parfois des temps d'arrêt et procède alors par poussées successives, qui font traîner la maladie pendant huit, dix mois et même davantage.

Ces considérations générales nous amènent à dire que, contrairement à certains errements trop répandus, il ne faut pas perdre de vue le diabète au point de vue thérapeutique, alors qu'apparaissent des symptômes de tuberculose ; car la recrudescence de la glycosurie à la suite de la suppression du régime ou de la médication antidiabétiques imprimerait à l'affection pulmonaire une marche plus rapide. D'ailleurs n'est-on pas souvent induit en erreur par des manifestations bronchitiques que l'on attribue indûment à un début de phthisie, tandis qu'il ne s'agit que d'un simple catarrhe sans gravité?

Le traitement doit donc être dirigé à la fois contre le diabète et contre la phthisie, mais en ménageant plus que jamais les fonctions digestives. Aussi, parmi les médicaments antidiabétiques, en est-il peu qu'on puisse utiliser : les alcalins à faible dose, les arsenicaux et les sels de quinine sont seuls à recommander. Il n'y a aucune raison de modifier le régime alimentaire; cependant on augmentera le plus possible la ration des graisses, telles que les huiles et le beurre, car ici surtout les éléments respiratoires sont utiles. A ce titre également on doit prescrire l'huile de foie de morue, la lipanine ou la glycérine. En cas de troubles digestifs, le lait constitue une précieuse ressource.

Quant au traitement de la tuberculose elle-même, il semblerait *a priori* qu'il faille surtout songer aux agents antizymotiques dirigés à la fois contre la glycosurie et la lésion bacillaire. La créosote est le type de ces médicaments. Mais bien souvent il faut renoncer à l'administrer par la bouche, de crainte d'accidents dyspeptiques; donnée en injections elle peut rendre des services au début et notamment dans les formes circonscrites, pneumoniques, de la maladie, à condition, bien entendu, de pratiquer l'antisepsie la plus rigoureuse. Au contraire, dans les formes diffuses, où il se produit des poussées congestives, les injections sous-cutanées de créosote, comme celles de gaïacol, présentent de sérieux inconvénients. Nous préférons dans ces cas l'iodoforme à doses progressives que nous administrons sous forme pilulaire, en association avec le benjoin et la poudre de Dower. Mais il n'y a qu'un médicament qu'on puisse donner *larga manu*, de façon à obtenir un effet thérapeutique sérieux; c'est le tanin à la dose d'un à deux grammes par jour. Le phosphate de chaux est également un bon reconstituant, surtout indiqué lorsqu'il y a de la phosphaturie, ce qui se voit souvent. Enfin, dans le cas d'intolérance gastrique absolue, on peut recourir, sans grande chance de succès d'ailleurs, aux inhalations d'oxygène créosoté, gaïacolé, etc.

En fait de révulsifs, les pointes de feu, les ventouses sèches ou scarifiées ne donnent jamais lieu à aucun accident local; pour les vésicatoires, il en est. dit-on, de même; mais comme leur efficacité dans les tuberculoses subaiguës est très problématique, il vaut mieux, croyons-nous, s'en abstenir.

Nous sommes aussi sceptique en ce qui concerne l'action des eaux minérales. Tout au plus pourrait-on y recourir, mais avec les plus grandes précautions, à la phase initiale de la tuberculose, lorsque les accidents pulmonaires ne revêtent pas une marche aiguë, ne présentent pas une forme éréthique. La Bourboule est surtout à recommander chez les jeunes sujets lymphatiques ou dans les phthisies diabétiques à allures torpides; Ems ou le Mont-Dore dans les cas où existe une note arthritique ou congestive. Lorsque glycosurie et lésion pulmonaire sont également peu accusées, les eaux sulfureuses froides, d'action douce, comme Allevard, sont susceptibles de rendre quelques services. Une fois la tuberculose en pleine évolution, les cures hydrominérales de toute espèce sont dangereuses; à ce moment d'ailleurs aucune intervention active n'est plus guère de mise.

Pneumonie diabétique. — Si le bacille de Koch pullule dans les milieux sucrés, il en serait tout autrement, d'après les recherches de laboratoire, pour le pneumocoque. Néanmoins les diabétiques n'échappent point à la pneumonie, et même chez eux elle revêt toujours une forme grave, quand elle n'affecte pas une marche extrêmement rapide qui lui a valu la dénomination de *pneumonie foudroyante*. Ses allures sont perfides; car après un début à bas bruit, avec un frisson, un point de côté, un mouvement fébrile modérés, la situation peut brusquement changer; l'état général s'aggrave soudain, la dyspnée survient, le cœur fléchit, et le malade succombe au bout de quarante-huit sinon de vingt-quatre heures.

Aussi la pneumonie chez le diabétique commande-t-elle, alors même que le péril ne paraît pas imminent, la médication d'emblée la plus énergique : stimulants diffusibles, alcool et sulfate de quinine à hautes doses, injections d'éther et de caféine, etc. En même temps il est bon de prescrire un purgatif et des antiseptiques intestinaux; car, étant donné que la pneumonie foudroyante survient le plus souvent à la suite de fatigues ou d'excès et aussi que les phénomènes de collapsus y dominent, il est permis de croire que l'intoxication acétonémique n'est pas étrangère à cette malignité du processus.

Nous en dirons autant de la *gangrène pulmonaire* qui également se présente sous la forme la plus sévère dans le diabète et que ne saurait enrayer la médication même la plus active, usitée en pareil cas.

Sans vouloir passer ici en revue toutes les manifestations broncho-pulmonaires qui peuvent se produire accidentellement chez le diabétique, il importe cependant de rappeler que l'affection la plus bénigne à l'origine sert parfois de porte d'entrée soit à la tuberculose, soit aux processus gangréneux; aussi toutes les affections de l'arbre aérien doivent-elles être chez ces malades l'objet d'une surveillance attentive.

CHAPITRE IV

Complications cardiaques.

Le cœur et les vaisseaux sont souvent touchés chez les diabétiques. Non qu'il faille d'ordinaire attribuer au diabète lui-même les altérations organiques ou les désordres fonctionnels qui se produisent dans l'appareil circulatoire ; si l'adultération du sang et le trouble général de la nutrition qu'occasionne cette dystrophie peuvent déterminer certaines variétés de myocardite et même, d'après Lecorché, des endocardites valvulaires, il est indubitable que ces états morbides relèvent d'habitude soit de processus infectieux anciens, soit de la diathèse arthritique. Cependant la question se pose peut-être en d'autres termes en ce qui concerne l'angine de poitrine. Comme les crises d'*angor pectoris* coïncident parfois avec d'autres manifestations nettement diabétiques, telles que la sciatique, et qu'elles disparaissent en même temps que la glycosurie, il est permis de croire qu'ici le rôle de cause efficiente appartient au diabète même (Vergely, Mayer).

Reste enfin le *collapsus cardiaque diabétique* qu'a décrit Schmitz ; d'après cet auteur on rencontre chez un grand nombre de diabétiques des phénomènes d'asthénie du cœur, tels que faiblesse de l'impulsion cardiaque et artérielle, somnolence, vertiges, nausées, tendance aux lypothymies. D'ordinaire le repos atténue et même dissipe ces accidents ; mais parfois aussi les malades succombent par collapsus cardiaque, à la suite d'une syncope ou de manifestations comateuses qui ne se différencient guère du coma diabétique que par l'absence de la réaction acétonémique des urines. Tout en considérant ce complexus morbide comme beaucoup plus rare que ne le pensait Schmitz, il faut tenir compte de cette tendance parétique chaque fois que le cœur est touché dans le diabète ; d'où la nécessité de préciser les indications thérapeutiques chez les diabétiques cardiaques.

On peut classer ceux-ci en trois catégories à ce point de vue :

Dans la première classe rentrent les diabétiques porteurs d'une affection mitrale ou d'une lésion chronique du myocarde, mais sans phénomènes asystoliques. Parmi les médicaments antidiabétiques, les alcalins et les arsenicaux restent en situation ; par contre les opiacés ne doivent être employés qu'avec beaucoup de circonspection. L'iodure de potassium ou de sodium, si utile en pareil cas contre la dystrophie myocarditique, n'exerce pas d'influence fâcheuse sur la glycosurie. Mais on éprouve plus de difficultés au point de vue du régime alimentaire. Car il ne faut pas abuser des graisses, pour ne pas amener, surtout chez les diabétiques obèses, une surcharge adipeuse du myocarde ; aussi se trouve-t-on souvent bien de l'usage du lait. Enfin, si tout exercice physique violent doit être interdit, le travail musculaire modéré, comme il se pratique par exemple dans ce que les Allemands appellent les cures de terrain, est à recommander.

Dans un second groupe se placent les aortiques. Ici, au contraire, les opiacés, à dose faible, sont très indiqués ainsi que l'iodure et le bromure de potassium ou de sodium ; nous ne craignons même pas de recourir aux injections sous-cutanées de morphine lorsqu'il se produit de l'angoisse ou des crises dyspnéiques. L'hygiène alimentaire et physique doit être dirigée d'après les mêmes principes que dans le cas précédent.

Qu'enfin les signes d'asthénie cardiaque apparaissent, il ne faut pas hésiter à instituer une médication énergique ; car il n'est pas rare, comme nous l'avons vu, que le myocarde fléchisse brusquement pour donner lieu à des accidents de collapsus qui peuvent avoir une marche extrêmement rapide et rendre soudain très critique la situation d'un malade qu'on ne croyait pas sérieusement menacé. Sans se préoccuper du diabète, on ira au plus pressé en employant pendant quelques jours le régime lacté, avec l'iodure de potassium et la caféine. Lorsque la polyurie persiste ou qu'au moins l'excrétion urinaire ne tombe pas au-dessous de la normale, cette médication rétablit d'habitude au bout de quelques jours l'équilibre et l'on peut revenir progressivement à la médication antidiabétique. Qu'au contraire il se produise de l'oligurie, l'indication de la digitale est formelle, à la condition toutefois que le myocarde ait conservé quelque tonicité. Dans le cas contraire, ce médicament perd toute efficacité et la thérapeutique est à peu près désarmée dans sa lutte soit contre l'asystolie croissante, soit contre le collapsus imminent. Si c'est la note asystolique qui domine, on recourra aux moyens usités en pareille circonstance, régime lacté absolu, révulsifs, purgatifs, iodure de potassium, préparations de scille, stimulants diffusibles, injections de caféine. Contre le collapsus, on emploiera, sans grandes chances de succès d'ailleurs, le café noir, les injections d'éther, ou enfin le castoréum et le musc dont Schmitz dit avoir eu à se louer.

Rappelons enfin que toute manifestation cardiaque, aussi bien que l'artériosclérose avancée, contre-indique absolument l'usage des cures thermales, et qu'à ce genre de malades on doit interdire les séjours d'été dans les stations plus élevées que 800 à 1,000 mètres.

CHAPITRE V

Complications
du côté de l'appareil digestif.

Nous avons déjà indiqué les mesures hygiéniques destinées à empêcher la production des altérations si variées dont la muqueuse bucco-linguale est souvent le siège dans le diabète. Le diabétique doit toujours veiller à ce que ses gencives et ses dents soient en bon état et s'adresser à qui de droit au moindre phénomène anormal de ce côté. Pour calmer la sensation de sécheresse buccale qu'il éprouve si souvent, les bains de bouche à l'eau additionnée de quelques gouttes de teinture de benjoin ou d'essence de menthe sont utiles.

Sur la *langue* se rencontrent des altérations de diverse nature. Souvent elle est d'un rouge plus ou moins vif, recouverte par places d'un enduit blanchâtre ou brunâtre, dans lequel on trouve des micro-organismes comme le Leptotrix buccalis ou l'Oïdium albicans. Dans ce cas on recourra soit aux lotions émollientes soit, de préférence, aux collutoires alcalins au borate de soude et au chlorate de potasse. D'autrefois la langue est fendillée ou présente des crevasses (*langue de crocodile*) et des exulcérations superficielles ; on se trouve bien alors des cautérisations légères au nitrate d'argent. Enfin elle peut être le siège d'une prolifération excessive de l'épithélium qui engaine les papilles ; celles-ci semblant s'allonger outre mesure donnent au malade l'impression de poils qu'il aurait dans la bouche : d'où le nom de *langue pileuse*. C'est une affection très tenace, qu'influencent cependant avantageusement les badigeonnages à la teinture d'iode ou à l'acide acétique dilué (Lecorché).

Ce processus d'irritation superficielle envahit parfois la muqueuse pharyngée et détermine des picotements ou une petite toux incessante. Les gargarismes d'eau menthée, les pulvérisations d'eaux sulfureuses, comme celles de Labassère ou d'Enghien, sont utiles lorsqu'il n'y a pas de congestion intense. Dans le cas contraire, il faut pratiquer des attouchements de la gorge avec la teinture d'iode iodurée étendue de glycérine ou avec une solution ichthyolée à un pour cent.

Les *accidents dyspeptiques* sont beaucoup moins fréquents chez les diabétiques qu'on pourrait le supposer *a priori*, étant donné la quantité considérable d'aliments solides ou liquides qu'ils ingèrent ; en particulier ils ne sont guère sujets aux troubles, si nombreux, si variés, qu'occasionne la dilatation de l'estomac. D'ordinaire leur digestion s'effectue avec assez de régularité, à moins qu'elle ne soit compromise par une alimentation trop exclusive ou par une thérapeutique trop active. Aussi suffit-il souvent d'instituer un régime mixte, où au besoin le lait aura sa place, ou de supprimer tel ou tel médicament pour voir les fonctions digestives revenir à la norme. Que si, néanmoins, l'atonie gastrique persiste, on emploiera les moyens d'usage courant : strychnine, quassine, acide chlorhydrique dilué, infusions stimulantes à la badiane, à la menthe poivrée, en se rappelant que chez les diabétiques l'hyperacidité gastrique est plus fréquente que l'anacidité (Boas, Rosenstein). Contre l'anorexie on recourra aux amers, à la teinture de noix vomique, aux inhalations d'oxygène, etc. Tous ces agents thérapeutiques n'ont d'ailleurs qu'une efficacité très problématique quand le diabète est arrivé à la phase cachectique ou que ces accidents relèvent de l'acétonémie.

Quant à la constipation et à la diarrhée qui sont, la première surtout, d'observation fréquente, elles ne comportent pas chez les diabétiques un traitement spécial. Toutefois on emploiera les purgatifs doux de préférence aux drastiques. L'irrégularité des selles est due dans bien des cas aux fermentations exagérées qu'entraîne la diète carnée. C'est dire que les agents de l'antisepsie intestinale, charbon de peuplier, substances de l'ordre du naphtol, salicylate de bismuth, sont tout particulièrement indiqués.

Enfin il ne faut pas oublier que l'auto-intoxication acétonémique peut entrer en scène par des troubles dyspeptiques; aussi doit-on, pour peu que ceux-ci se prolongent, examiner les urines à ce point de vue.

Le *foie* est rarement tout à fait indemne dans le diabète; mais le plus souvent ses lésions ne commandent pas une médication particulière; tel est le cas pour la congestion hépatique, lorsqu'elle est peu prononcée.

Mais il en est tout autrement lorsque le foie déborde de plusieurs travers de doigt au-dessous des fausses côtes et surtout lorsqu'il se produit des phénomènes d'insuffisance hépatique, comme des troubles dyspeptiques, le dégoût de la viande, du subictère hémaphéique, la coloration rouge caractéristique des urines. Dans ce cas on insistera sur la médication alcaline, déjà indiquée contre le diabète, et l'on administrera le calomel à très faibles doses, trois centigrammes par jour, le sel de Carlsbad, des purgatifs doux ; l'application de révulsifs sur la région hépatique a aussi son utilité. Mais, avant tout il faudra modifier le régime alimentaire ; car ici les diètes carnée et sarco-adipeuse sont également désavantageuses. Force est donc parfois de recommander le lait à défaut du régime azoté et gras.

Rien ne vaut dans ces cas une cure aux eaux alcalines fortes, comme Vichy et Carlsbad, Carlsbad surtout quand il s'agit d'individus obèses, à pléthore abdominale. Leur indication est plus formelle encore quand la lithiase biliaire contribue à entretenir la congestion du foie, comme cela se voit assez souvent chez les diabétiques arthritiques.

Il est d'autant plus nécessaire alors d'intervenir vigoureusement que parfois à l'hyperémie succède peu à peu un processus bien plus redoutable, la *dégénérescence scléreuse diffuse*. La cirrhose du foie se présente dans le diabète sous les aspects les plus divers. En dehors de faits exceptionnels, comme les deux observations de cirrhose hypertrophique pigmentaire publiées par Hanot et Chauffard, on peut observer des formes de sclérose qui ne rentrent dans aucun des types classiques. La plus fréquente cependant est la cirrhose atrophique dont Lecorché a donné une bonne description, et qui offre tous les caractères cliniques de la maladie de Laënnec. Le diabète s'efface devant cette affection intercurrente comme devant le mal de Bright, au grand préjudice des malades ; car l'iodure de potassium, les purgatifs, le régime lacté, pour ne citer que les médications usuelles en pareille circonstance, n'arrivent pas à enrayer les progrès de la dégénérescence hépatique et de la cachexie secondaire.

Quant aux cures hydrominérales, elles font, quoi qu'on en ait dit, plus de mal que de bien du jour où la prolifération interstitielle a envahi une certaine étendue du parenchyme hépatique : ce qu'annoncent l'ascite et la circulation veineuse abdominale supplémentaire.

CHAPITRE VI

Complications nerveuses.

Etant donné que le diabète sucré est bien souvent sous la dépendance, plus ou moins directe, de l'arthritisme ou d'états névropathiques, on conçoit que les troubles nerveux les plus variés y soient d'observation fréquente. Il suffit de se reporter à l'excellent travail de notre regretté collègue et ami Dreyfous sur les accidents nerveux du diabète sucré pour constater que toutes les manifestations de cet ordre se rencontrent dans cette maladie, reconnaissant des modes pathogéniques très différents et souvent complexes.

Les unes appartiennent à la forme purement névropathique du diabète dont nous avons exposé le traitement : nous n'avons pas à y revenir ici, pas plus qu'aux désordres nerveux liés à l'acétonémie.

Dans une troisième catégorie rentrent les troubles du système nerveux, périphérique ou central, qui, en réalité, relèvent, non d. . . abète, mais de l'arthritisme, que cette dyscrasie intervienne directement, comme dans les arthralgies, les douleurs musculaires rhumatoïdes, ou par l'intermédiaire soit de perturbations circulatoires, comme dans les accidents vertigineux, soit de lésions artérioscléreuses, comme dans les hémiplégies, les phénomènes apoplectiques, etc. Dans certains de ces cas cependant, le diabète doit être mis en cause au point de vue pathogénique ; mais il ne fait que réveiller, à l'instar de toutes les intoxications, la disposition névropathique qui existe si souvent chez les arthritiques. Son rôle est du même ordre en ce qui concerne les grandes névroses, l'épilepsie, l'hystérie, ou certains troubles mentaux qu'on observe assez fréquemment au cours du diabète.

Enfin — et ce sont les véritables complications nerveuses de cette maladie — l'hyperglycémie peut, par elle-même, en dehors de tout autre facteur morbide appréciable, donner lieu à divers phénomènes pathologiques dans cette sphère. Ici prennent place l'état neurasthénique, les troubles nerveux polymorphes, fugaces, qu'An. Chauffard a étudiés sous le nom de *petits accidents nerveux* du diabète sucré, tels que paralysies passagères, céphalées, et surtout des névralgies, par exemple la sciatique double signalée par Worms, sans parler des névralgies viscérales comme l'*angor pectoris* dont nous avons déjà fait mention. Leur origine diabétique est d'autant plus évidente qu'ils coexistent souvent avec une recrudescence des autres symptômes morbides du diabète, pour disparaître à mesure que ceux-ci s'atténuent.

Nous avons ici à nous occuper seulement des indications thérapeutiques que soulèvent ces deux dernières variétés de troubles nerveux, arthritiques ou diabétiques, sans méconnaître d'ailleurs que, souvent, dans cette intrication d'influences morbides il est difficile de déterminer si le diabète fait fonction de cause simplement prédisposante ou réellement efficiente. Seuls les antécédents du malade et la marche de l'affection peuvent édifier le médecin à cet égard.

La solution de ce problème n'a, du reste, qu'un intérêt secondaire : car c'est toujours la médication antidiabétique qui doit figurer au premier plan, d'autant que les médicaments nervins y sont en bon rang. Mais il faut l'adapter aux indications qui résultent de l'apparition de telles ou telles complications nerveuses. Ainsi dans le cas de névralgies, de douleurs rhumatoïdes, on administrera les alcalins sous forme de salicylate de soude, en même temps qu'on fera appel aux sels de quinine, à l'antipyrine, à la phénacétine ; ainsi chez les diabétiques atteints de vertiges ou d'insomnie on recourra de préférence aux bromures. Par contre, lorsque la dépression psychique est très accusée, les opiacés sont plutôt nuisibles, tandis que la valériane et les toniques de tout genre rendent de réels services. Sous l'influence du traitement antidiabétique, modifié de la sorte suivant chaque cas particulier, on voit d'ordinaire disparaître ces accidents nerveux, à mesure que le diabète s'atténue ; parfois il faut y ajouter divers moyens adjuvants, comme l'hydrothérapie, les lotions froides, le massage ou les courants continus, mais en évitant autant que possible les médicaments violents tels que la vératrine, l'aconitine, toujours dangereux dans les dyscrasies graves.

De toutes ces complications, la neurasthénie, à type cérébral surtout, est la plus redoutable. De son chef, l'appétit est enrayé, les fonctions digestives perturbées, le moral du malade gravement atteint, et même, en ralentissant les fonctions organiques, elle peut donner un essor nouveau à la glycosurie. Aussi faut-il la combattre par tous les moyens hygiéniques ou médicamenteux que nous avons indiqués à propos de la forme nerveuse du diabète : la valériane, le sulfate de quinine, les toniques, l'hydrothérapie, enfin et surtout les cures de montagne et le traitement hydrominéral à Royat, à Évian, à Néris, Gastein, etc. Mais autant cette médication se montre efficace dans le diabète d'origine purement névropathique, autant son action est aléatoire lorsque cet élément se greffe sur une autre variété de la maladie. Entre tous les diabétiques, les neurasthéniques sont ceux qu'il est le moins facile de traiter avec suite et méthode, ceux qui exigent du médecin le plus de tact et d'ingéniosité dans sa ligne de conduite. Car ici l'hygiène morale fait autant et plus que l'intervention thérapeutique sous tous ses modes.

CHAPITRE VII

Complications cutanées. — Diabétides génitales.

La fréquence des affections cutanées dans le diabète s'explique non seulement par l'état dyscrasique, mais aussi par le mauvais fonctionnement de la peau qui, dans cette maladie, est le plus souvent sèche et, en outre, subit l'action irritante du sucre que son appareil excréteur élimine de l'organisme. La plupart de ces *diabétides*, pour nous servir de l'heureuse dénomination que leur a donnée le professeur Fournier, le prurit généralisé, l'eczéma, l'acné, l'urticaire, etc., n'empruntent pas au diabète une physionomie spéciale, et par suite ne commandent pas un traitement particulier. Les dermatologistes sont du reste d'accord à reconnaître que la médication causale, antidiabétique, prime ici de beaucoup la médication locale. Il en est de même des affections gangréneuses, de l'anthrax et du phlegmon ; mais à leur sujet se pose la question de l'opportunité de l'intervention opératoire que nous discuterons dans un chapitre ultérieur.

Reste une catégorie de lésions cutanées qui appartiennent en propre au diabète et doivent par suite trouver place ici : les *diabétides génitales*, dont Fournier a donné une bonne description que nous mettrons largement à contribution.

Comme le fait remarquer Brocq, ces lésions sont à la fois diathésiques, traumatiques et parasitaires. Les téguments des organes génitaux sont soumis, comme tout le reste de l'économie, à l'action nocive de l'hyperglycémie, et, de plus, sont directement lésés par l'urine chargée de sucre. Quand les malades ne prennent pas des soins minutieux de propreté, l'urine restée sur les téguments ne tarde pas à fermenter, devient irritante et favorise la formation de productions cryptogamiques qui prolifèrent avec rapidité et interviennent pour leur compte dans la genèse de la dermatose.

En dehors des formes gangréneuses, absolument exceptionnelles, et du prurit simple, il faut envisager successivement les diabétides génitales dans les deux sexes.

Chez l'homme, elles affectent d'ordinaire à la fois le gland et le prépuce. Les diabétides du gland se présentent sous trois formes, rougeur erythémateuse autour du méat, éruption herpétiforme caractérisée par de petites exulcérations semblables à celles qui succèdent aux vésicules d'herpès, eczéma craquelé. Sur le prépuce, il peut se produire des lésions analogues, posthite erythémateuse ou eczémateuse. Enfin, sous l'influence de cet état irritatif, le prépuce se tuméfie, s'épaissit; il perd son élasticité naturelle. Les exulcérations, les crevasses qui existent à l'orifice préputial se transforment en tissu de cicatrice; ainsi l'anneau préputial se rétrécit progresssivement : d'où la production du *phimosis diabétique*. Le malade alors urine dans son prépuce, et le phimosis entretient la balanoposthite comme la balanoposthite entretient le phimosis.

Cette description succincte montre de quelle impor-

tance sont les soins hygiéniques préventifs : les diabétiques devront, après chaque miction, s'essuyer
soigneusement la verge, et, pour peu qu'il y ait un
peu de cuisson, la lotionner avec une solution alcaline au bicarbonate de soude. Des bains de siège
fréquents sont également indiqués. Une fois la balanoposthite produite, on fera appel aux bains de son
ou d'amidon, aux lotions antiseptiques à l'acide
borique ou au sublimé, et de plus on interposera
entre le gland et le prépuce une poudre isolante,
oxyde de zinc, sous-nitrate de bismuth, borate de
soude, etc., sur un morceau de ouate. Rosenthal
recommande, dans les cas de balanoposthomycose,
l'emploi du dermatol qui supprime le suintement et
diminue l'induration des téguments.

Quand l'orifice préputial tend à se rétrécir, ces
mesures hygiéniques, bains généraux et locaux, lotions, seront renouvelées plus souvent, et en outre on
recourra aux injections sous-préputiales. Dans les
cas légers, celles-ci pourront être faites avec de l'eau
bouillie ou de l'eau boriquée, mais toujours poussées
jusque sur la rainure glando-préputiale ; dans les cas
plus intenses avec suppuration, on se servira d'une
solution de nitrate d'argent, au deux-centième ou au
centième, suivant l'intensité de l'inflammation.

Ces moyens réussissent le plus souvent ; mais,
lorsque le tissu préputial est devenu absolument sclé-
reux, la question d'une intervention chirurgicale, de
la circoncision, se pose. Il faut savoir que celle-ci a
parfois déterminé des accidents graves et même
mortels (faits de Palle, de Demarquay) ; on n'y recourra donc qu'en cas de nécessité absolue ou quand
l'état général du malade est demeuré satisfaisant, la
glycosurie peu abondante.

Chez la femme, en raison sans doute de son tempérament nerveux et de l'étendue plus considérable de la surface atteinte, le *prurit* présente une intensité beaucoup plus grande que chez l'homme. Les démangeaisons, qui quelquefois dépassent la vulve et envahissent le vagin, sont continues, avec des paroxysmes, des sortes de rage. Aussi, sans parler de la masturbation, peuvent-elles entraîner des accidents nerveux assez graves.

Les soins de propreté devront donc être plus minutieux que jamais ; en outre, on fera faire plusieurs fois par jour des lotions avec de l'eau très chaude, additionnée pour un litre d'eau soit de cinq cuillerées à soupe de liqueur de Van Swieten, soit d'un à deux grammes de chloral ou d'acide phénique. Enfin les douches tièdes, la belladone prise à l'intérieur, rendent parfois quelques services dans les affections prurigineuses.

Les autres diabétides génitales chez la femme appartiennent aux groupes de l'érythème ou de l'eczéma. L'érythème est justiciable d'une médication analogue à celle du prurit simple.

Quant à *l'eczéma vulvaire*, il peut se présenter sous deux formes : aiguë ou chronique. La première est caractérisée par une rougeur presque phlegmoneuse de la vulve avec démangeaisons vives et suintement séreux ou séro-purulent. La seconde, qui succède d'ordinaire à la forme aiguë, offre plusieurs particularités : non seulement elle détermine l'épaississement de la région vulvaire, mais elle envahit les régions voisines, aines, périnée, pourtour de l'anus, tous points où elle provoque un état lichénoïde de la peau ; enfin elle s'accompagne d'une prolifération parasitaire très accusée.

L'eczéma vulvaire est essentiellement rebelle ; l'hygiène et le traitement local sont susceptibles de l'améliorer, mais sans amener de guérison, tant que le diabète lui-même n'est pas en voie de rétrocession. En outre, il récidive facilement pour peu que la maladie première redevienne plus intense ou que la médication locale soit négligée.

Pour le combattre, on emploiera soit les lotions antiseptiques chaudes, au sublimé ou au sous-acétate de plomb, soit les pommades à l'acide borique, à l'oxyde de zinc, au bismuth. Il faut de plus saupoudrer fréquemment la région malade avec une poudre inerte comme la poudre de talc, en ayant soin d'interposer entre les plaques eczémateuses contiguës des fragments d'ouate antiseptique. Quand la lésion est très accusée, on se trouve bien, d'après Fournier, de badigeonnages à l'acide chrysophanique au millième. Enfin dans les cas d'eczéma généralisé à toute la région génitale le caleçon de caoutchouc est très utile.

Mais, on ne saurait trop le répéter, toutes ces médications échouent lorsque le régime et le traitement antidiabétiques ne sont pas suivis à la lettre. Sous ce rapport il n'y a rien de particulier à dire ; cependant les alcalins et les arsenicaux sont surtout indiqués à titre d'antiglycosuriques et les bromures comme sédatifs du système nerveux, tandis que l'antipyrine, en raison de ses propriétés prurigineuses, doit être proscrite. Quant à la diète alimentaire, il va de soi qu'il faut tenir compte de la détermination cutanée en modérant la diète carnée et en interdisant l'ingestion des poissons, de la charcuterie, des fromages fermentés, etc.

CHAPITRE VIII

Complications chirurgicales. De l'intervention opératoire dans le diabète sucré.

Il nous resterait à parler des complications du diabète qui sont tout particulièrement justiciables d'une médication chirurgicale : affections gangréneuses de la peau et du tissu cellulaire sous-cutané, anthrax, phlegmons. Mais, comme les complications oculaires, amblyopie, cataracte, elles échappent à notre compétence et nous n'aurons à nous en occuper succinctement que pour discuter la question très controversée naguère, et parfois très délicate, de l'opportunité de l'intervention opératoire chez les diabétiques.

C'est Landouzy qui le premier en 1862 l'a soulevée en la tranchant formellement par la négative. Dans les discussions qui se sont élevées depuis sur ce point au sein de diverses sociétés médicales, on a signalé à l'appui de cette thèse l'apparition chez les diabétiques d'accidents souvent fort graves sous l'influence des traumatismes les plus insignifiants, comme l'extirpation d'un cor ou une piqûre de sangsue, et la production de manifestations acétonémiques, de phénomènes de collapsus, d'hémorrhagies profuses à la suite des manœuvres opératoires.

Dans toutes les dyscrasies graves, d'ailleurs, des faits analogues s'observent; mais dans le diabète ils sont plus fréquents en raison de la vulnérabilité extrême, causée par l'action irritante des sécrétions chargées de sucre, de leurs tissus qui sont ainsi prédisposés à la mortification. Peut-être faut-il aussi incriminer, avec Goodlee, l'intensité et la précocité des lésions athéromateuses dans cette maladie; car cet auteur a signalé des altérations très nettes de ce genre chez de jeunes sujets, un homme de vingt-quatre ans et une fille de treize ans.

Mais il est certain que les pratiques actuelles de la chirurgie, l'asepsie et l'antisepsie rigoureuses, atténuent dans une très large mesure les dangers de l'intervention opératoire, et les faits d'observation journalière sont là pour démontrer que les opérations, même les plus sérieuses, ont rarement des conséquences fâcheuses chez les diabétiques. La jurisprudence semble aujourd'hui établie à cet égard: sans se dissimuler que le diabète introduit un élément de gravité dont il faut tenir grand compte, on ne considère plus le diabétique comme un *noli me tangere*, et l'on n'érige plus l'abstention en dogme, au risque de voir s'aggraver tels ou tels accidents locaux qu'une intervention appropriée aurait fait disparaître, au risque d'assister, par exemple, les bras croisés au décollement de la peau autour d'un anthrax ou à la production de fusées gangréneuses à la périphérie d'un phlegmon.

Si les opérations de complaisance engagent toujours gravement la responsabilité du chirurgien, celui-ci peut en toute conscience, dans certains cas déterminés, s'armer du thermocautère ou du bistouri. L'état général du malade et les données urologiques d'une part, le caractère de simple utilité ou d'urgence de l'opération en question d'autre part, devront dicter sa conduite.

Lorsque le diabète a une évolution bénigne, que la glycosurie est modérée, que l'état général est assez satisfaisant, ce qui constitue le cas de beaucoup le plus fréquent, toute opération réellement *utile* est légitime; ainsi on n'hésitera pas à opérer une cataracte, à ouvrir un abcès, à appliquer le thermocautère sur un anthrax. Cependant, afin de se placer dans les meilleures conditions possibles il faut retarder l'opération autant qu'on peut le faire sans inconvénient majeur, pour soumettre dans l'intervalle le malade à une médication antidiabétique et tonique. D'ailleurs l'efficacité de ce traitement est le meilleur gage d'un succès opératoire.

Mais, qu'il s'agisse de formes graves du diabète à évolution subaiguë, qu'une glycosurie abondante coexiste avec de l'hypoazoturie, ou que l'appétit faiblisse et que la déchéance physique s'affirme, ce n'est qu'à son corps défendant que le chirurgien devra consentir à faire des opérations simplement utiles. L'urgence seule peut dans ces cas lui forcer la main; quoi qu'il arrive, il n'a rien à se reprocher si, par exemple, il incise largement un anthrax à tendance envahissante, un foyer de suppuration en voie de sphacèle, ou s'il débride un étranglement herniaire.

L'abstention doit être également la règle et l'intervention opératoire l'exception quand le diabète est compliqué soit de mal de Bright, soit de troubles cardiaques, soit de tuberculose. De même, lorsqu'il existe des manifestations acétonémiques, c'est aller au-devant des complications les plus redoutables que de pratiquer la plus légère opération; parfois, d'ailleurs, après quelques jours d'un traitement approprié, l'état du malade se modifie assez pour qu'une intervention sanglante ne soit plus contre-indiquée.

Enfin, à côté des cas extrêmes où la conduite à tenir s'impose, nombreux sont ceux où la situation est moins tranchée. C'est alors œuvre de tact pour le clinicien de doser en quelque sorte le degré de résistance de l'organisme avant de prendre une détermination dont dépend l'avenir du malade.

APPENDICE

Nous avons réuni ici diverses formules qui ont eu ou ont encore une certaine popularité dans le traitement du diabète sucré et auxquelles nous avons fait allusion au cours de ce travail, et d'autres qui à l'usage nous ont paru remplir d'une manière heureuse telles ou telles indications thérapeutiques, en ce qui concerne notamment les complications de cette maladie.

Enfin, comme complément à ce court formulaire, il nous a semblé de quelque intérêt de résumer ici les régimes alimentaires préconisés par les auteurs qui se sont le plus particulièrement occupés de cette question.

FORMULAIRE THÉRAPEUTIQUE

MÉDICATIONS GÉNÉRALES

Médication lactique.

Après les trois repas, prendre en six doses, à une demi-heure d'intervalle :

Acide lactique pur......................	1 à 2 gr.
Eau de fontaine........................	120 gr.

ou bien, toutes les heures ou toutes les deux heures, un demi-gramme de bicarbonate de soude, ou un verre d'eau de Vals ou de Vichy, suivi d'une demie verrée (100 grammes environ) de la limonade suivante :

    Acide lactique pur............................ 5 à 20 gr.
    Eau aromatique................................. 20 à 30 gr.
    Eau de fontaine................................ 1 litre

M. s. a.

Chez les enfants ou les jeunes gens scrofuleux ou rachitiques, remplacer le bicarbonate de soude par l'eau de chaux.

CANTANI.

Tisane antidiabétique à la glycérine.

    Eau de fontaine............................... 1 litre
    Glycérine pure................................ 20 à 30 gr.
    Acide citrique................................ 5 gr.

F. s. a.
pour boire dans la journée.

SCHULTZEN.

Médication alcalino-opiacée.

1° Prendre le matin, à jeun, un verre d'eau de Carlsbad, ou une cuillerée à café de sels de Carlsbad dans un verre d'eau chaude.

2° Boire aux repas de l'eau de Vichy (Célestins ou Hauterive).

3° Après les trois repas un ou deux des paquets suivants :

    Bicarbonate de soude.......................... 1   gr.
    Extrait thébaïque............................. 0,02 centigr.

4° Prendre le soir une ou deux des pilules suivantes :

Extrait thébaïque .... 0,04 centigr.

Médication alcaline.

1° Le matin 2 grammes de salicylate de soude dans un verre d'eau de Carlsbad.

2° Avant chaque repas un gramme d'un mélange à parties égales de craie préparée et de magnésie calcinée.

EBSTEIN.

Tisane alcaline.

Eau .... 1 litre
Bicarbonate de soude........................ 10 gr.

ou

Eau.   1 litre.
Bicarbonate de potasse...................... 2 à 5 gr.

à prendre par verres à jeun, ou aux repas mélangé avec le vin.

BOUCHARDAT.

Tisane alcaline à la saccharine.

Saccharine.................................... 1 gr.
Carbonate de soude........................... 2 »
Mannite .... 20 »

pour 100 pastilles, une pastille par verre d'eau.

Médication ammoniaco-opiacée.

Bols diaphorétiques.

I.

Carbonate d'ammoniaque............... 2 gr.
Thériaque..................................... 1 »
Extrait d'opium............................ 0,02 centigr.

pour 6 bols à prendre le soir.

II.

> Carbonate d'ammmoniaque............ | áá 20 gr.
> Thériaque............ .... |

F. s. a. 40 bols, 4 à 6 par jour.

BOUCHARDAT.

Médication alcalino-arsenicale.

I. Méthode de Dujardin-Beaumetz.

Avant les deux repas principaux, prendre le mélange suivant :

Dans un verre d'eau de Vichy (Hauterive), faire dissoudre un des paquets suivants :

> Carbonate de lithine................. 0 gr. 30

et ajouter deux gouttes de liqueur de Fowler.

S'il y a polyurie accentuée, prendre à la fin des repas, dans un peu de café noir, un gramme d'antipyrine.

II. Pilules d'Huchard.

> Chlorure de sodium................. | áá 10 gr.
> Benzoate de lithine................. |
> Arséniate de soude................. 0,10 centigr.

M. s. a. pour 100 pilules, 3 à 4 par jour.

III. Prendre aux deux repas :

1° une ou deux des pilules suivantes :

> Carbonate de lithine................. 15 gr.
> Extrait de gentiane................. 3 »

F. pour 100 pilules.

2° Médication arsenicale suivant la méthode suivante :

Dans une cuillerée d'eau, prendre le premier jour

deux gouttes de liqueur de Fowler, augmenter d'une goutte par jour, jusqu'à concurrence de 10 à 16 goutt⸱⸱⸱ par jour; rester à cette dose pendant une semaine, puis diminuer progressivement.

Bromure d'arsenic.

Brome..	8 gr.
Acide arsénieux................................	4 »
Carbonate de potasse........................	4 »
Eau distillée....................................	372 »

3 à 4 gouttes, 2 fois par jour.   CLEMENS.

Diabète neurasthénique avec anémie.

1° Extrait de valériane......................	4 gr.
Sulfate de fer.................................	3 »
Carbonate de potasse	2 »
Sulfate de quinine...........................	1 »
Poudre de valériane.........................	Q. s.

F. 50 pilules : quatre par jour.

2° Extrait thébaïque.........................	0,20 centigr.
Extrait de valériane.........................	4 gr.
Extrait de quinquina........................	2 gr.

F. 40 pilules : dix par jour.

3° Extrait de valériane......................	4 gr.
Chlorhydrate de quinine....................	2 »
Poudre de valériane.........................	Q. S.

F. 40 pilules : cinq à dix par jour.

Potion à la codéine.

Codéine...	0 gr. 20
Alcool à 90°....................................	
Eau distillée...................................	āā 10 gr.
Glycérine.......................................	90 »

Une cuillerée le soir.   SQUIRE.

Traitement du diabète pancréatique.

1° Pancréatine, 1 à 2 grammes par jour.

2° Régime composé surtout de lait et d'aliments azotés.

3° Drastiques contre les accidents dyspnéiques et comateux, indices d'un empoisonnement par insuffisance de l'élimination.

LANCEREAUX.

Médication iodoformée.

Iodoforme	) āā 1 gr.
Extrait de laitue	)
Coumarine	0,10 centigr.

F. s. a. 10 pilules : deux à quatre par jour.

MOLESCHOTT.

Diabète de l'enfance.

Vin de quinquina	100 gr.
Acide chlorhydrique médicinal	1 »

3 cuillerées à café, à dessert ou à bouche, suivant les âges, par jour.

WEST.

TRAITEMENT DES COMPLICATIONS DU DIABÈTE

Collutoire antiseptique.

Acide borique	25 gr.
Acide phénique	1 gr.
Thymol	0,25 centigr.
Eau	1 litre

Ajouter :

Teinture d'anis.....................................	10 gr.
Essence de menthe...............................	X gouttes
Alcool...	100 gr.
Cochenille..	Q. s. pour colorer

Étendre de moitié d'eau pour l'usage.

DUJARDIN-BEAUMETZ.

Collutoire boraté.

Borax...	10 gr.
Eau...	200 gr.
Essence de menthe...............................	V gouttes

Traitement de la pharyngite sèche.

1° Pendant 5 minutes, matin et soir, faire des pulvérisations avec le pulvérisateur à vapeur et une eau sulfureuse naturelle, puis pulvériser la solution suivante :

Eau distillée.......................................	300 gr.
Glycérine	20 »
Chlorure de zinc	0,30 centigr.

2° Aussitôt après, badigeonner le pharynx avec :

Glycérine pure....................................	50 gr.
Teinture de capsicum	1 à 2 gr.

MOURE.

Médication alcaline du coma diabétique.

Prendre dans la journée une des solutions suivantes :

I.

Acide citrique.....................................	8 gr.
Carbonate de soude..............................	18
Saccharine...	0,10 à 0,20 centigr.
Eau distillée.......................................	150 gr.
Alcoolat de menthe poivrée.....................	III gouttes

II.

Acétate de soude	10 gr
Eau carbonatée	90 "
Saccharine	0,10 centigr.
Essence de citron	Q. s.

III.

Tartrate de soude	30 gr.
Eau carbonatée	200 à 300 gr.
Saccharine	0,2 à 0,3 centigr.
Essence de citron	Q. s.

STADELMANN.

Albuminurie dans le diabète.

Eau distillée de menthe	300 gr.
Bromure de strontium	50 "
Iodure de calcium	15 "
Fuchsine	2 "

5 cuillerées à soupe par jour.

MONIN.

Phthisie diabétique.

I.

Huile de foie de morue ou glycérine	300 gr.
Créosote du hêtre	3 "

3 à 4 cuillerées à soupe par jour,

II.

Créosote du hêtre	
Iodoforme	
Poudre de Dower	aà 0,03 centigr.
Benjoin de Siam	

M. s. a. pour une pilule : 3 à 4 par jour.

III.

Tanin	0 gr. 20

pour un cachet : 4 à 6 cachets par jour.

IV. Inhalations d'oxygène chargé de vapeurs de créosote ou d'eucalyptol 20 à 30 litres par jour).

Collapsus cardiaque chez les diabétiques.

Alcool camphré.................. }
Teinture de musc................ } àà parties égales
Teinture de castoréum............ }

15 gouttes trois fois par jour.

R. Schmitz.

Atonie gastro-intestinale.

Sulfate de strychnine....................   0 gr. 15
Eau distillée ....   150 gr.

Une, deux ou trois cuillerées à café par jour.

Jaccoud.

Dyspepsie flatulente.

Salicylate de bismuth..................   5 gr.
Naphtol β.........................   10 »
Phosphate de chaux..................   10 »

en 20 cachets, un après chaque repas.

Prurit génital

I.

Lait d'amandes....................   50 gr.
Sublimé corrosif....................   0.25 centigr.
Chlorure d'ammonium................   0.25 centigr.

pour lotions.

Doyon.

II.

Hydrolat de roses..................   250 gr.
Hydrate de chloral..................   10 gr.

pour *lotions chaudes*.

Vidal.

III. Lotions avec une infusion de cerfeuil *très chaude*, additionnée d'une cuillerée à soupe de liqueur de Van Swieten par verre d'eau.

Eczéma vulvaire.

I.

Chloroforme...............................	100 gr.
Gutta-percha..............................	)
Chrysarobine du commerce.............	) ãã 10 gr.

F. s. a. pour badigeonnages.

FOURNIER.

II.

Vaseline..................................	100 gr.
Résorcine................................	2 gr.
Acide salicylique.......................	0,50 centigr.

F. s. a. pour onctions.

Balano-posthomycose.

I. — 1° Après chaque miction, lavages et injections sous-préputiales avec de l'eau phéniquée à 1/150.

2° Saupoudrer trois fois par jour le cul-de-sac préputial avec :

Poudre d'amidon.........................	)
Oxyde de zinc pur.......................	) ãã 25 gr.
Acide salicylique........................	1 gr.

O. SIMON.

II. — Injections sous-préputiales avec une solution à 1 ou 2/100 de nitrate d'argent.

FOURNIER.

PRINCIPAUX RÉGIMES ANTIDIABÉTIQUES

Régime de Bouchardat.

Préceptes généraux. — La première règle qu'on doit observer, c'est la suppression aussi radicale que possible des aliments féculents et sucrés, tant qu'ils ne sont pas complètement utilisés. Cette suppression, avec un exercice de chaque jour en rapport avec les forces, constitue la base du traitement.

Manger modérément et lentement, bien diviser, bien mâcher tous les aliments. Tant que la quantité des urines rendue en vingt-quatre heures sera supérieure à deux litres, boire le moins possible et prendre peu d'aliments liquides, tels que bouillons, soupes, etc. Pour faire des potages gras ou maigres, il faut employer la farine de gluten ou la semoule de gluten de Cormier. Combattre le sentiment de la soif en mâchant des olives, des graines de cacao torréfiées ou du café torréfié. Éviter le repos et le sommeil après le repas; pour cela, une bonne promenade en sortant de table est très utile. Ne se coucher que quatre à cinq heures après le dernier repas. S'abstenir de tabac, ou fumer le moins possible.

Aliments défendus. — Voici la liste des aliments féculents ou sucrés les plus usuels, qui doivent être proscrits tant que les urines contiennent du sucre : pain, pâtisserie, riz, maïs et autres graines farineuses; les pommes de terre, les fécules de pommes de terre, d'arrow-root, de sagou, de tapioca et autres fécules alimentaires, les pâtes farineuses, telles que semoule, macaroni, vermicelle, etc.; les haricots, pois, lentilles, fèves; les marrons et les châtaignes;

les radis, les carottes, les navets et autres racines féculentes ou sucrées; tous les fruits et particulièrement les fruits sucrés, tels que les figues, les raisins frais ou secs, les prunes et les pruneaux, les pommes, les poires, les ananas, les melons, etc.; le sucre, le miel, les confitures, le lait, la bière, le cidre, les limonades et les boissons acides, surtout lorsqu'elles sont sucrées.

Dans les sauces, la farine et la chapelure doivent être remplacées par la farine de gluten; on ne doit pas y faire intervenir le caramel, les oignons, les navets, les raves.

Aliments permis. — Les aliments qui peuvent être permis sont très nombreux; nous allons en faire une énumération aussi complète que possible.

Il ne faut pas adopter une nourriture exclusivement animale; il est de beaucoup préférable de choisir une alimentation mixte. Les aliments azotés doivent être pris en *quantité modérée*.

Tant que les urines contiendront du sucre, remplacer le pain ordinaire par le pain de gluten léguminé de Cormier, ou par les biscuits de gluten torréfiés ou par les gâteaux au gluten de la même fabrique.

Les viandes de toute nature, aussi bien les viandes blanches que les viandes noires, peuvent être conseillées; celles d'animaux adultes sont préférables; le gibier convient très bien, ainsi que les quartiers de porc, surtout ceux qui sont gras. Parmi les différentes parties des animaux, on doit éviter les foies et les morceaux gélatineux. La cervelle, les rognons, la fagoue, les boudins, de même que les viandes fumées ou salées, telles que jambon fumé, bœuf de Strasbourg, mortadelle d'Italie, saucissons de Lyon, conviennent; tous les assaisonnements qui stimulent l'appétit, tels que moutarde, sel, poivre, raifort, conviennent; on peut même *essayer* le radis noir, quoiqu'il contienne de la fécule; pour les fritures ou les sauces, il faut employer le gluten; pour les croûtes rôties, du pain de gluten.

Tous les poissons d'eau douce comme les poissons de mer, frais, salés ou fumés, offrent une ressource variée et très précieuse. Les autres animaux alimentaires, tels que huîtres, moules, écrevisses, langoustes, homards, crevettes, escargots, grenouilles, etc., peuvent être permis.

Les œufs, sous toutes les formes si variées qu'a imaginées l'art culinaire, sont d'une grande utilité.

Si le *lait* est défavorable, la crème fraîche et de bonne qualité convient : il en est de même du beurre, dont nous recommandons spécialement l'usage journalier. Les *fromages* de toutes sortes, frais, salés, fermentés, etc., offrent une précieuse ressource alimentaire.

Les légumes qui peuvent être permis sont assez nombreux. On doit observer seulement que les corps gras (huile, beurre, graisse, lard) doivent entrer en quantité plus élevée que de coutume dans leur préparation, et quoi qu'il en soit, comme certains légumes, tels que les choux, contiennent encore de la fécule ou du sucre, ils doivent être pris en quantité modérée et leur influence dans l'alimentation devra être appréciée par l'essai des urines rendues deux ou quatre heures après leur usage. Tous les légumes doivent être blanchis à grande eau bouillante et bien égouttés. Voici la liste des principaux légumes qui peuvent être permis :

Épinards, chicorée, laitue, artichauts, choux,

choux-fleurs, choux de Bruxelles, choucroute, haricots verts, asperges, salsifis, cardons, céleri, champignons, truffes. Les jaunes d'œufs et la crème doivent remplacer la farine dans les sauces.

Il convient de manger chaque jour des salades de feuilles et particulièrement les suivantes : laitue, romaine, escarole, chicorée, barbe de capucin, pissenlit, mâche, scorsonère, cresson. On peut essayer l'usage du céleri, mais on doit apprécier son influence sur la composition de l'urine. Peu de vinaigre et beaucoup d'huile ou de crème dans les salades.

Pour le dessert, outre les fromages, les olives, les amandes, les noix, les noisettes fraîches ou sèches, les pistaches peuvent être permises.

On peut accorder du chocolat au gluten ou à la glycérine sans sucre ni farine, qui peut être préparé à l'eau et à la crème.

L'usage des bons vins rouges vieux, des fins cépages de la Bourgogne ou du Bordelais, est favorable; une bouteille au plus dans les vingt-quatre heures, voilà la quantité qui convient pour un homme, une demi-bouteille pour une femme.

Le vin de Champagne mousseux et tous les autres vins sucrés et mousseux, ou seulement sucrés, ne doivent pas être permis; il en est de même des eaux gazeuses comme de l'eau de Seltz. On doit couper le vin soit avec de l'eau pure, soit avec une infusion de dix grammes de quinquina loxa concassé pour un litre d'eau, soit avec de l'eau dans laquelle on aura fait dissoudre par litre une ou deux cuillerées à café de sel de Seignette, soit avec de l'eau de Vals Saint-Jean. Augmenter la quantité des boissons aqueuses quand les urines déposent de l'acide urique.

Le café et le thé sans sucre conviennent généralement ; cependant il est bon d'en apprécier l'influence en examinant les urines après leur usage. Il faut préférer le thé Pékao à pointes blanches, associé au thé de fleurs d'oranger. On peut ajouter au thé ou au café un peu de crème ou de rhum, d'eau-de-vie, de kirsch, mais on doit *limiter l'usage des alcooliques*, aussitôt qu'ils déterminent de l'excitation encéphalique. On fera mieux de s'abstenir de liqueurs fortes ou d'en user avec une grande modération.

Aliments par lesquels il faudra commencer de revenir à la vie commune quand les urines ne contiendront plus de sucre, mais en ayant soin d'essayer les urines après leur usage, afin d'être certain que les sucres ou les fécules sont utilisés. — Échaudés, pain de son, pain ordinaire mais toujours en quantité modérée, préférer la croûte ou le pain légèrement torréfié au four, pommes de terre frites, semoule de gluten ordinaire. Essayer du pain dans la préparation duquel on remplacera le sel ordinaire par du sel de Seignette. On peut souvent mélanger le sel de Seignette avec le quart de son poids de phosphate de soude, et un peu de sel marin. Ce pain est préférable quand il est légèrement torréfié. Il faut toujours en manger peu.

On peut accorder les fruits suivants : fraises, pêches, ananas, frambroises, groseilles, cerises, mais toujours sans sucre.

On peut essayer les pommes et les poires, mais toujours en quantité modérée, crues et sans sucre. On peut boire de la bière de garde, mais vieille, non gazeuse, pure ou étendue d'eau.

Toutes les fois qu'on use des aliments à l'aide desquels il faut commencer de revenir à la vie commune, il est important d'essayer fréquemment les urines afin de reprendre immédiatement le régime sévère aussitôt que le sucre reparait dans les urines.

Régime de Cantani.

Aliments. — Toutes les *viandes* (chair et viscères sauf le foie), les *poissons*, les *crustacés* (homard, écrevisses, crevettes).

Tous ces aliments peuvent être pris bouillis, rôtis, grillés ou frits à l'huile d'olive ou à la graisse; ils seront salés modérément. Dans leur assaisonnement ne doit entrer ni sucre, ni farine, ni fécule d'aucune sorte, ni vin, ni beurre, ni vinaigre, ni jus de citron, ni légumes. Le vinaigre sera remplacé par l'acide acétique étendu et le jus de citron par l'acide citrique étendu.

Le malade devra prendre par jour 600 grammes environ de viande pesée cuite, et davantage si la balance montre qu'il continue à dépérir.

Dans le cas où la dénutrition est très prononcée et chez les gens très maigres, on donnera de 60 à 200 grammes par jour de graisse pancréatisée. Pour la préparer on coupe en petits fragments le pancréas frais d'un bœuf ou d'un veau, on y mêle une certaine quantité de saindoux, qu'on laisse pendant trois heures au moins soumis à cette sorte de digestion artificielle, puis on fait frire légèrement le tout.

Boissons. — Eau pure ou eau de Seltz artificielle, auxquelles on peut ajouter de 10 à 30 grammes par jour d'alcool rectifié, ou que l'on aromatisera avec les eaux distillées de fenouil, de mélisse, de menthe, de fleur d'oranger, etc.

Médication lactique. — (Voir ci-dessus dans le formulaire).

Si ce régime ne réussit pas à faire disparaître la

glycosurie, il faut, après un mois, imposer un jeûne de vingt-quatre heures, pendant lequel le malade ne prendra aucun aliment solide, mais seulement de l'eau et du bouillon gras. Après quoi on reprendra le régime ci-dessus, réduit de moitié en quantité; peu à peu on augmente pour revenir à la quantité normale. Mais si la glycosurie reparaît, nouveau jour de jeûne, puis régime réduit de moitié, qui ne sera augmenté que si la balance montre que le malade perd de son poids.

Dans les cas très récents ou peu graves on peut permettre les œufs, le foie des animaux, l'huile de foie de morue (de 60 à 200 grammes par jour) et les mollusques : huîtres, coquillages, escargots, etc., un peu de vin rouge vieux de Bordeaux, un peu de café ou de thé sans sucre.

Exercice au grand air, gymnastique, travail musculaire. Ce régime devra être continué sans la moindre infraction pendant deux mois au moins dans les cas les plus légers et les plus récents, pendant trois, six et même neuf mois dans les cas graves. Le retour aux aliments amylacés ou sucrés doit être gradué, suivant les indications ci-après :

Au diabétique qui a suivi le régime ci-dessus, et qui depuis deux mois au moins n'a plus de sucre dans les urines, on pourra donner des épinards, de la chicorée, des salades, du cresson, de l'escarole, des olives.

Un peu plus tard, les légumes suivants : cardons, céleri, artichauts, scorsonères, poireaux, des truffes, des champignons.

Un mois après on permettra les fromages fermentés, les vins rouges vieux. Après quinze autres jours, les amandes, les noix, les noisettes, les pistaches.

Un mois ou deux plus tard : les sorbes, groseilles, fraises, pêches, pommes, oranges acides, puis les poires, prunes, raisins frais, les haricots verts, les petits pois, tomates, melons, citrouilles, les fromages frais, le beurre. En même temps les apprêts de tout genre sont permis, excepté les apprêts au sucre.

Enfin, on ajoutera peu à peu une petite quantité de féculents, pommes de terre, farines, pain, etc... Pendant toute la durée de ce régime ou régime mixte, prendre d'abord une quantité très minime des aliments permis, et rester à leur égard dans des limites très modérées.

Faire très fréquemment l'analyse des urines réunies des vingt-quatre heures, et apprendre au malade à se servir des réactifs faciles à employer : la potasse, le sous-nitrate de bismuth. Au moindre retour de la glycosurie, reprendre le régime carné dans toute sa sévérité.

Quant au sucre de canne, il doit être interdit indéfiniment.

Régime de Pavy.

Viande de boucherie quelconque à l'exception du foie, du jambon, du lard, etc., la viande fumée, salée, séchée ou marinée, la volaille et le gibier.

Poissons de toutes sortes (salés ou marinés).

Soupes à la viande sans autres ingrédients, biftecks, consommés, œufs préparés de n'importe quelle manière.

Fromage, fromage à la crème.

Beurre, crème, lait (en petite quantité).

Légumes verts, épinards, cresson de fontaine, moutarde, laitue verte, céleri, radis en petite quantité, gelée (épicée mais non sucrée), blanc-manger avec de la crème, mais sans lait. Dans la préparation de ces gelées blanches, à part les amandes, la corne de cerf, etc., on emploie du sucre, qui sera supprimé chez les diabétiques.

Œufs en crème, sans sucre. Noix et fruits à amande (en petite quantité).

Pain aux amandes, au son et au gluten, pour remplacer le pain ordinaire.

Thé, café, cacao, Sherry sec, vins de Bordeaux, cognac et spiritueux non sucrés, eau de Seltz, Burton-ale amer (en petite quantité).

Régime de Seegen.

Viandes de toutes sortes, viande fumée, jambon, langue, lard.

Poissons de toutes sortes, huîtres, moules, écrevisses, homards.

Fromage.

Beurre, crème.

Épinards, salade cuite, salade d'endives, concombres, asperges vertes, cresson, oseille, artichauts, quantité modérée de choux-fleurs, carottes, navets, choux blancs, haricots verts, fraises, groseilles, framboises, oranges, amandes, noix.

Pain en très petite quantité, et sur l'ordonnance du médecin.

Eau, eau de Seltz, thé, café, tous les vins non sucrés et peu alcoolisés. En très petite quantité, lait, cognac, bière amère, lait d'amandes non sucré, limonade sans sucre.

Régime de Dickinson.

Aliments et boissons permis. — N'importe quelle variété de viande fraîche, en quantité abondante et sans exception.

La viande conservée, salée, fumée, préparée de n'importe quelle manière, mais sans sucre, ni miel.

Gibier et volaille de toutes sortes.

Soupes de toutes sortes, mais sans farine et sans addition de légumes défendus.

Gelées non sucrées ou substances gélatineuses.

Graisse liquide ou solide. Beurre. Fromage, fromage à la crème et fromage blanc, crème.

Légumes verts et cuits, choux pommés, choux-fleurs, épinards, brocolis, choux de Bruxelles, choux-raves. Les haricots français, les pointes d'asperges. Les légumes herbacés non cuits, laitue, cresson de fontaine, moutarde.

Gluten et pain de gluten. Farine de son et pain de son. Farine d'amandes et pain d'amandes.

Amandes, noix, noisettes, avelines, noix d'Amérique et noix de coco.

Épices, glycérine.

Eau, eau de Seltz, eau de Seltz naturelle, et toutes les eaux minérales, thé, café et cacao.

Tous les spiritueux non sucrés, cognac, whisky, gin allemand et hollandais non sucré, le rhum et le claret.

Le vin de Bourgogne rouge et blanc, le chablis, le vin de Graves. Les vins de Moselle, le sherry sec, l'amontillado ou le vin de Porto.

Aliments défendus. — Sucre, sirop, miel.

Farine et pain, macaroni et nouilles, farine de

maïs, arrow-root, sagou, tapioca, avoine, orge, pommes de terre.

Betteraves, panais, carottes, raves, radis, oigaons, et toutes les racines en général ; céleri, choux marin et rhubarbe. Pois et haricots ; châtaignes.

Le lait, le petit lait, le lait écrémé, le chocolat.

Toutes les bières, cidre, champagne et tous les vins mousseux, porto, madère et tous les vins sucrés, sherry, sauf le sherry sec, les liqueurs sucrées.

Régime modifié.

Aliments permis. — Pain grillé, thon marin et céleri.

Boissons. — Ale amer, lait.

Méthode de Düring (de Hambourg).

La méthode de Düring est faite d'après le schéma suivant qui doit être adapté aux cas particuliers :

Le matin, de 6 à 7 heures 1 2, enveloppement dans le drap mouillé, la fenêtre ouverte, puis frictions froides jusqu'à ce que le corps soit rechauffé.

A sept heures 1 2, lait avec un peu d'eau de chaux ou un peu de café sans sucre, pain blanc rassis à volonté ou, s'il n'est pas supporté, une soupe soit au riz, soit à l'orge bien cuits, sans beurre, peu salée.

Promenade d'une à deux heures.

Entre 11 heures et 11 1 2, tartine de beurre avec un œuf à la coque peu cuit, un demi-verre de vin rouge étendu d'eau, ou bien une assiettée de potage au riz ou à l'orge.

Promenade d'une demie heure à une heure de durée.

Avant le repas, au moins une heure de repos ou même de sommeil.

De 2 à 3 heures, riz ; 250 grammes de viande rôtie dégraissée (jambons, gibier), mais sans vinaigre ni piment. Dans quelques cas, pois secs ou haricots blancs bien égouttés et bien cuits; ou asperges, haricots verts, carottes, choux-fleurs, mais cuits à l'eau sans beurre ni graisses : compote de pommes sèches, ou soit une pomme, soit quelques prunes, soit quelques cerises ; — un petit verre de vin rouge étendu d'eau.

Promenade d'une à trois heures de durée.

7 heures du soir. Soupe de riz ou d'orge, sans beurre ; dans quelques cas, lait avec eau de chaux.

Promenade d'une demi-heure.

A 9 heures du soir, au plus tard 10 heures, coucher les fenêtes ouvertes.

La méthode de Düring consistait, on le voit, à ne donner que des aliments, viandes et féculents, sans apprêt, faciles à assimiler, en même temps qu'à activer les fonctions cutanées et respiratoires.

D'ailleurs Düring ne prescrivait aucun médicament.

Régime de Dujardin-Beaumetz.

Suivre avec rigueur le régime suivant : se nourrir exclusivement d'œufs, de viandes de toute sorte, de mollusques, de crustacés, de poissons, de fromages. Tous les légumes verts sont permis, sauf les carottes, les navets, les betteraves.

Insister sur les aliments gras (sardines à l'huile, thon à l'huile, hareng saur à l'huile, lard, beurre, graisse d'oie, rillettes, foie gras, gras de jambon, charcuterie, caviar, choucroute farcie).

Comme potages : la soupe aux choux, à l'oignon, le bouillon aux œufs pochés. Ni pain ni pâtes dans les potages.

Comme pain, prendre soit du pain de gluten, soit du pain sans mie, soit du pain de soja hispida ou 100 grammes de pommes de terre cuites à l'eau.

Pour sucrer les boissons employer les pastilles de saccharine. Le thé, le maté, le café, le kola sont très favorables.

Sont défendus tous les féculents, les pâtes alimentaires, le pain, les panades, la pâtisserie, les nouilles, le macaroni, le sucre, les mets sucrés, le chocolat, les confitures, les fruits, le lard, les sauces aux roux, la friture à la farine.

Comme boisson, prendre aux repas du vin vieux rouge coupé d'eau de Vichy (Célestins ou Hauterive) ou d'eau de Vals. Peu de vin pur. Pas d'eaux-de-vie ni de liqueurs.

Régime de Naunyn.

Suivant les cas, Naunyn recommande la diète très sévère, sévère ou légère.

Diète très sévère. — Diète carnée absolue : 500 gr. de viande préparée avec l'huile d'olive, du beurre fondu, de l'acide citrique ou de l'acide oxalique. Ni pain, ni féculents d'aucune sorte. Dans quelques cas Naunyn a pu porter pendant quelques jours la ration quotidienne de viande à 1,000 ou même 1,500 grammes.

Comme boissons, du bouillon, de l'eau, de l'eau de Seltz, au total un litre à un litre et demi par jour.

Diète sévère. — Même régime, sauf que la viande peut être préparée de toutes façons, excepté par les procédés culinaires qui demandent l'emploi de la farine.

Si ce régime est mal toléré, on peut y introduire soit un quart de litre à un litre de lait, soit 20 à 100 grammes de pain, soit un peu de légumes, soit une demie ou une bouteille de vin ou un quart à un demi-litre de bière.

Diète légère. — Après quelques jours de diète sévère, suivre un régime qui se rapproche de celui de Pavy-Seegen.

TABLE DES MATIÈRES

DEUXIÈME PARTIE

Exposé critique des diverses médications hygiéniques et pharmaceutiques du syndrome diabète sucré.

CHAPITRE PREMIER

Considérations générales.

CHAPITRE II

Traitement hygiénique du diabète sucré.

CHAPITRE III

Exposé critique des principales médications pharmaceutiques du syndrome diabète sucré.

TROISIÈME PARTIE

Traitement des diverses formes de diabète sucré.

CHAPITRE PREMIER

Exposé des éléments médicaux et extra-médicaux qui guident l'intervention thérapeutique.

CHAPITRE II

Traitement du diabète arthritique constitutionnel.

CHAPITRE III

Traitement du diabète pseudo-arthritique accidentel

CHAPITRE IV

Traitement du diabète nerveux.

CHAPITRE V

Traitement du diabète malin.

CHAPITRE VI

Traitement du diabète dans l'enfance et dans l'adolescence.

QUATRIÈME PARTIE

Les eaux minérales dans le diabète sucré.

CHAPITRE PREMIER

Considérations générales sur leurs indications.

CHAPITRE II

Traitement hydrominéral du diabète arthritique.

CHAPITRE III

Traitement hydrominéral des diabètes pseudo-arthritique et nerveux.

CHAPITRE IV

Traitement hydrominéral du diabète malin.

CHAPITRE V

Contre-indications des cures hydrominérales.

CINQUIÈME PARTIE

Traitement des complications et des épiphénomènes du diabète sucré.

CHAPITRE PREMIER

Traitement de l'acétonémie.

CHAPITRE II

Affections rénales. Albuminurie dans le diabète.

CHAPITRE III

Complications pulmonaires.

CHAPITRE IV

Complications cardiaques.

CHAPITRE V

Complications du côté de l'appareil digestif.

CHAPITRE VI

Complications nerveuses.

CHAPITRE VII

Diabétides. Diabétides génitales.

CHAPITRE VIII

Complications chirurgicales.
De l'intervention opératoire dans le diabète sucré.

APPENDICE

9 782016 201756